"*O cérebro à prova do tempo* é para você que procura maneiras práticas de manter sua mente afiada e saudável pelo máximo de tempo possível. Marc Milstein apresenta a pesquisa mais recente que prova o quão importante é a conexão cérebro-corpo para preservar e melhorar a saúde cerebral. Nenhuma pílula mágica aqui — apenas um manual esperançoso repleto de conselhos práticos, fatos surpreendentes e histórias reais destinadas a ajudá-lo a proteger seu ativo mais valioso: a sua mente!"

— Ken Blanchard, coautor de *O novo Gerente-Minuto®* e *Simple Truths of Leadership* [sem publicação no Brasil]

"Um guia detalhado das técnicas mais recentes para impulsionar a saúde cerebral na terceira idade. Com uma pesquisa inovadora que aborda tudo, desde Alzheimer até o sistema imunológico, Marc Milstein trata de uma variedade de questões relacionadas ao cérebro com humor e elegância."

— Nir Eyal, autor do best-seller *Indistraível*

"*O cérebro à prova do tempo* destila as pesquisas mais atuais de neurociência em capítulos acessíveis e divertidos que você não vai conseguir parar de ler, desmascarando muitos dos equívocos alarmantemente difundidos sobre nossos cérebros."

— Michelle Gielan, autora do best-seller *Broadcasting Happiness* [sem publicação no Brasil]

AUMENTE O FOCO, DURMA MELHOR E REDUZA O ESTRESSE

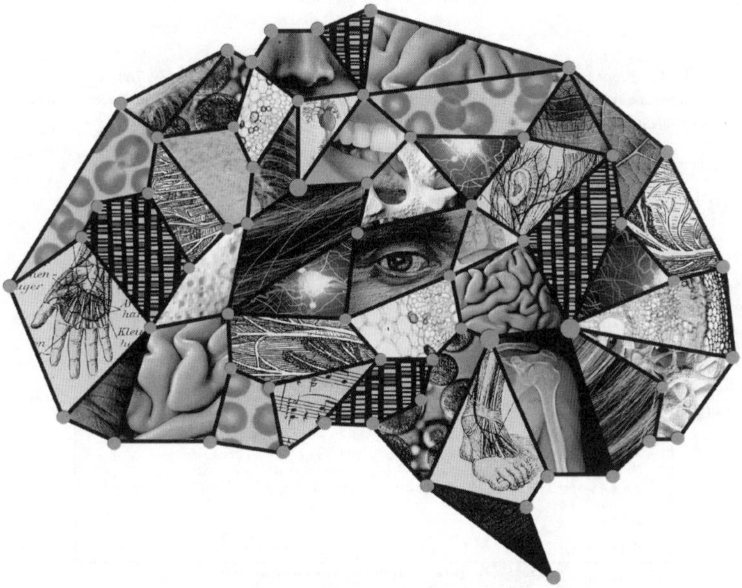

O CÉREBRO À PROVA DO TEMPO

Novas estratégias para impulsionar a memória, fortalecer a imunidade e prevenir o declínio cognitivo

MARC MILSTEIN

EDITORA ALAÚDE
Rio de Janeiro, 2024

O cérebro à prova do tempo

ISBN: 978-85-7881-733-6

Translated from original The Age-proof Brain. Copyright © 2022 by Marc Milstein. ISBN 9781637741429. This edition is published by arragement with BenBella Books, the owner of all rights to publish and sell the same. PORTUGUESE language edition published by Alaúde, Copyright ©2024 by STARLIN ALTA EDITORA E CONSULTORIA LTDA.

Impresso no Brasil – 1ª Edição, 2024 – Edição revisada conforme o Acordo Ortográfico da Língua Portuguesa de 2009.

Dados Internacionais de Catalogação na Publicação (CIP)
(Câmara Brasileira do Livro, SP, Brasil)

Milstein, Marc
O cérebro à prova do tempo: novas estratégias para impulsionar a memória, fortalecer a imunidade e prevenir o declínio cognitivo / Marc Milstein.-- Rio de Janeiro: Alaúde Editorial, 2024.

ISBN 978-85-7881-733-6

1. Cérebro - Doenças - Prevenção - Obras de divulgação 2. Cérebro - Estimulação 3. Hábitos saudáveis 4. Imunidade 5. Memória 6. Produtividade I. Título.

24-198443 CDD-153.15

Índices para catálogo sistemático:

1. Cérebro : Capacidade de aprendizagem 153.15

Eliane de Freitas Leite - Bibliotecária - CRB 8/8415

Produção Editorial: Grupo Editorial Alta Books
Diretor Editorial: Anderson Vieira
Editor da Obra: Ibraíma Tavares
Vendas Governamentais: Cristiane Mutüs
Gerência Comercial: Claudio Lima
Gerência Marketing: Andréa Guatiello

Produtoras Editoriais: Beatriz de Assis e Gabriela Paiva
Tradução: Helena Coutinho
Copidesque: Renan Amorim
Revisão: Vera Moraes
Diagramação: Rita Motta

ALTA BOOKS
GRUPO EDITORIAL

Rua Viúva Cláudio, 291 – Bairro Industrial do Jacaré
CEP: 20.970-031 – Rio de Janeiro (RJ)
Tels.: (21) 3278-8069 / 3278-8419
www.altabooks.com.br – altabooks@altabooks.com.br
Ouvidoria: ouvidoria@altabooks.com.br

Editora **afiliada à:**

abdr ASSOCIAÇÃO BRASILEIRA DE DIREITOS REPROGRÁFICOS

ASSOCIADO CBL Câmara Brasileira do Livro

Este livro é dedicado à minha esposa,
Lauren, por inúmeras razões.

SUMÁRIO

PARTE III: COMO TER UM CÉREBRO À PROVA DO TEMPO

As referências bibliográficas deste livro estão disponíveis no site da Editora Alta Books (www.altabooks.com.br). Procure pelo título ou ISBN do livro.

INTRODUÇÃO

DEPOIS DE DAR UMA PALESTRA SOBRE AS MAIS RECENTES DESCObertas científicas para otimizar a função cerebral, um homem da plateia se aproximou de mim. Ele me disse que estava tomando um remédio que tinha visto em um comercial na TV que afirmava melhorar a memória.

— É mesmo incrível! — disse ele.

— Qual o nome da pílula? — perguntei.

— Não consigo lembrar — respondeu ele.

Isso resume bem o quão eficazes são essas pílulas "mágicas". Sim, é compreensível que estejamos desesperados por uma solução rápida para um dos maiores medos coletivos relacionados à saúde: perder a memória e ver a sua mente passar de um aparato biológico mágico altamente funcional para um pedaço de massa cinzenta que luta para lembrar que dia é hoje.

Quando digo "mágico", não estou exagerando. Um cérebro saudável é algo incrível. Ele pode aprender, lembrar, controlar emoções, analisar, tomar boas decisões, criar e inovar de forma eficaz. Um cérebro saudável ainda lhe permite dançar a macarena, rir (das pessoas que dançam a macarena), navegar e acertar uma tacada perfeita no golfe (bem, às vezes). Ter uma mente funcional é essencial para se tornar a sua melhor versão.

Nosso cérebro muda à medida que envelhecemos. E o mesmo acontece com o nosso funcionamento mental. Uma mente jovem é mais focada, pode aprender e reter mais informações e é mais resiliente a muitas condições. O cérebro humano médio encolhe cerca de 5% por década após os 40 anos. Como é de se imaginar, um cérebro que está encolhendo e murchando pode ter um impacto devastador na memória, no foco e na produtividade. Além disso, distúrbios cerebrais como a doença de Alzheimer e problemas de saúde mental estão em ascensão. Muitos de nós testemunhamos a devastação da demência e da depressão e vimos como elas podem privar nossos entes queridos da capacidade de serem *eles mesmos*.

No mundo todo, estamos em um ponto crítico em termos de saúde cerebral. Considere estas estatísticas alarmantes em relação a nossa saúde mental e cerebral no dia a dia:

- Em 2020, 54 milhões de pessoas em todo o mundo tinham doença de Alzheimer ou outras demências — um aumento de 144% nos últimos 30 anos.[1]
- Nos Estados Unidos, de 12% a 18% dos adultos com mais de 60 anos sofrem de perda de memória ou problemas cognitivos.[2]
- Entre os indivíduos com demência, aqueles que tinham um transtorno mental, como ansiedade ou depressão, desenvolveram demência cerca de 5 anos e meio mais cedo do que aqueles sem um transtorno mental.[3]
- Os transtornos de ansiedade — a disfunção mental mais comum nos Estados Unidos — afetam 18,1% da população do país. Isso representa 40 milhões de adultos.[4]
- A depressão é a principal causa de incapacidade no mundo. Só nos Estados Unidos, 16 milhões de pessoas (6,7% da população do país) sofrem de depressão.[5]
- Alguma forma de demência será responsável pela morte de cerca de um terço das pessoas nos Estados Unidos que falecerão após os 65 anos.[6]
- Cinquenta e dois por cento de todos os trabalhadores estão enfrentando altos níveis de estresse, exaustão mental e burnout.[7]

Como podemos frear essa onda de tendências assustadoras e alarmantes na saúde cerebral? Os comprimidos, os jogos, os quebra-cabeças e as "soluções secretas" nas quais as pessoas gastam milhões de dólares — nada disso fará com que um cérebro envelhecido se torne jovem e saudável. Essas tendências têm implicações profundas. Em nossa vida, praticamente todos nós testemunharemos os efeitos de um cérebro envelhecido, seja em nós ou em alguém que amamos. No meu caso, eu vi isso pela primeira vez na minha avó, Bubbi Lorraine.

Por que Me Interessei por Saúde Cerebral?

Bubbi Lorraine era engraçada a ponto de provocar gargalhadas, uma artista profissional e uma atleta nata. Ela conseguia fazer com que um waffle congelado de supermercado ficasse mais gostoso do que qualquer outro que já provei. Na adolescência, assisti essa pessoa carismática desaparecer lentamente quando começou a sofrer de demência. Naquela época, os médicos nem sequer conseguiam nos dizer que tipo de demência ela tinha. Era devido ao Alzheimer? Era vascular? Os médicos nos disseram que não valia a pena investigar mais porque não havia nada que pudessem fazer.

A decadência de Bubbi Lorraine não foi a única experiência que despertou o meu interesse em aprender mais a respeito do corpo. Como alguém que lidou com a doença de Crohn desde os 9 anos, testemunhei a dificuldade que os profissionais tinham em diagnosticar a minha condição, de modo que fiquei curioso em relação ao funcionamento do corpo. Comecei a fazer pesquisas em um laboratório de genética no Instituto Salk todos os dias após a aula, a partir dos 15 anos. Na UCLA, conduzi pesquisas laboratoriais em tópicos que variavam desde doenças infecciosas até câncer de mama e neurociência por mais de uma década. Comecei a perceber um padrão.

Nas últimas décadas, a ciência e a medicina tornaram-se muito especializadas, o que pode ser maravilhoso em muitos aspectos. Por exemplo, descobertas incríveis desde a penicilina até a edição de genes e avanços futurísticos na cirurgia são maravilhas científicas nascidas desse intenso foco. No entanto, essa especialização resultou em uma falta de perspectiva no quadro geral: As pessoas tendem a enxergar o corpo como uma série de compartimentos, isolando um sistema, órgão ou processo de todos os outros e fazendo declarações definitivas do que pode estar causando um sintoma específico. Porém, à medida que aprendemos mais sobre cada sistema corporal, entendemos que, na verdade, eles estão interconectados. *O que acontece em uma parte do corpo impacta significativamente outras partes.* Quanto mais eu pesquisava os últimos estudos, mais minha visão se tornava clara e com mais nuances de quão interconectados são os vários aspectos de nossa saúde.

Após concluir meu doutorado, tive uma oportunidade de dar uma palestra na UCLA sobre ciência para "não-cientistas". Eu detestava como a ciência costumava ser ensinada: monótona, clínica e difícil de entender. Queria compartilhar pesquisas inovadoras de maneira divertida, precisa e envolvente. Aquela palestra levou a outra e, depois, a mais uma. Vi o poderoso impacto de transmitir as pesquisas mais recentes às pessoas de uma maneira compreensível e como as palestras mudaram positiva e dramaticamente muitas vidas.

Enquanto viajava pelo mundo palestrando a respeito da saúde do cérebro, fiquei surpreso ao ver que as perguntas e os tópicos que as pessoas se interessavam eram sempre os mesmos em todos os países que visitei. Em todas as culturas, gerações e níveis econômicos, a pergunta feita em vários idiomas era: como posso viver melhor? *O cérebro à prova do tempo* responde a esta pergunta.

Neste Livro

A boa notícia é que o declínio mental grave não é uma parte inevitável do envelhecimento. Por exemplo, estima-se que um terço de todos os casos atuais de demência poderia ter sido prevenido com mudanças no estilo de vida.[8] A funcionalidade diária, a produtividade, a memória e o foco podem ser mantidos e fortalecidos ao longo da vida. Cada vez mais pesquisas apontam para uma conclusão convincente e uma mensagem poderosa: que nós e não nossos genes, podemos ter controle em relação a nossa saúde cognitiva hoje e do destino do nosso cérebro. De fato, pesquisas apresentadas na Conferência Internacional da Associação de Alzheimer de 2019 mostraram que certos fatores de estilo de vida exercem um impacto maior do que seus genes na probabilidade de desenvolver doenças relacionadas à memória. Em 2020, pesquisadores do Rush Medical Center, em Chicago, descobriram que aqueles que seguiram recomendações de mudanças simples no estilo de vida *reduziram o risco de desenvolver Alzheimer em quase 60%*.[9]

Os segredos para uma mente saudável e jovem residem nas conexões do cérebro com o restante do corpo. Existem onze fatores-chave para preservar e melhorar a saúde cerebral: um sistema imunológico robusto, um coração saudável, a prevenção ou o tratamento do diabetes, o tratamento de condições de saúde mental, um sono de qualidade, uma dieta nutritiva, exercício regular, o controle do estresse, evitar toxinas ambientais, a conexão social e a aprendizagem contínua de novas habilidades.

São os detalhes desses fatores que podem surpreendê-lo! Por exemplo, a qualidade do sono está mais relacionada com dormir de forma eficaz do que apenas dormir certo número de horas por noite. Quando se trata de exercício físico, precisamos repensar o velho ditado "Sem dor, sem ganho" (ou "*No pain, no gain*", em inglês). Melhorar o seu sistema imunológico não se trata de *estimular* a sua resposta imunológica. Na verdade, isso pode lhe causar mais mal do que bem.

E não se resume a um desses fatores isolados, mas ao aspecto sinérgico de como eles trabalham juntos. A combinação desses fatores é crucial para desacelerar os efeitos negativos do envelhecimento cerebral, perceber o verdadeiro potencial do seu cérebro todos os dias e protegê-lo de condições como demência, depressão e ansiedade. (Talvez você esteja se perguntando: o que a saúde mental tem a ver com o envelhecimento do cérebro? Como exploraremos mais tarde, se não forem tratados, a depressão e a ansiedade podem acelerar o envelhecimento.) É por isso que estou dedicando um capítulo a cada um desses fatores-chave, repletos de dicas práticas para aplicar no seu dia a dia.

Não precisa se preocupar com as modas passageiras, os slogans, as manchetes e os *tweets* que costumam disseminar desinformação. Neste livro, examino cuidadosamente décadas de pesquisas para destilar as principais mensagens em hábitos precisos, práticos e transformadores que poderão ser adotados por você.

Este livro é dividido em três partes.

A primeira oferece um curso intensivo do seu incrível cérebro, como ele se desenvolve e funciona e suas poderosas conexões com o seu sistema imunológico, coração e intestino.

A segunda examina quais fatores surpreendentes, muitas vezes negligenciados que envelhecem o cérebro.

Enquanto a terceira fornece soluções práticas para manter o seu cérebro jovem e à prova do envelhecimento. No que diz respeito à saúde cerebral, pequenos ajustes no estilo de vida podem ter um impacto profundo. Infelizmente, existem falsas promessas por aí, cheias de exageros de marketing, que não passam de um desperdício de dinheiro — às vezes, são até perigosas. Mas este livro desmente os mitos e vai direto ao ponto. Você encontrará um passo a passo para ações, grandes e pequenas, apoiadas pela ciência que podem ajudar a otimizar a função cerebral todos os dias, em qualquer idade. Essa abordagem integrativa ajudará a evitar problemas de memória, combater a depressão, melhorar o humor e aumentar a produtividade e a energia diárias. É uma inoculação contra a demência e o Alzheimer não genético. As atitudes que você toma para proteger o seu cérebro no futuro também otimizarão sua saúde cerebral hoje e amanhã, para que possa sempre ser a sua melhor versão.

Além disso, este livro inclui um bônus: o Desafio de Sete Dias do Cérebro à Prova do Tempo. Para pôr essas recomendações em prática e começar a impulsionar o seu cérebro.

Ao longo do livro, procure por quadros intitulados "Seu Documento Mais Importante". Eles recomendam tópicos para anotações em uma folha de papel para levar à sua próxima consulta com o médico. Estudos sugerem que acompanhar esses testes críticos e mantê-los dentro dos valores normais desempenha um papel significativo na desaceleração do envelhecimento do cérebro.[10] No final do livro, você encontrará essa lista reunida em um só lugar. Faça uma cópia ou tire uma foto no seu celular para levar ao médico.

Este não é um livro antienvelhecimento no sentido de ser contra envelhecer. Existem aspectos do envelhecimento que são maravilhosos. Ganhamos conhecimento, experiência, confiança, perspectiva e sabedoria à medida que envelhecemos. (Por exemplo, sabendo o que sei agora, não teria usado um terno todo branco no baile da minha escola.) Queremos aceitar esses aspectos do envelhecimento. De fato, um estudo descobriu que aqueles que encaravam a idade e o processo de envelhecimento de forma positiva tinham 49,8% menos chances de desenvolver demência, mesmo que tivessem um risco genético para Alzheimer.[11] O foco deste livro é desacelerar e adiar o máximo possível o declínio do cérebro e do corpo que muitas vezes acompanha o envelhecimento. O objetivo é ter um intelecto saudável e são, além de ser feliz, produtivo e abraçar a vida. Somos capazes de aproveitar o melhor de ambos os mundos: podemos desfrutar da evolução natural de nossa vida e viver a melhor vida possível.

Este livro é para a minha Bubbi Lorraine e para a Bubbi Lorraine em sua vida. Mesmo que suas memórias tenham se perdido, nunca as esqueceremos. Escrevo-o com a esperança de que possamos usar os últimos avanços científicos para diminuir a frequência com que todos passamos por esse tipo de perda. Ele o capacitará a não se sentir resignado a esse destino. Você pode manter o seu cérebro jovem. Pode ajudar aqueles que ama a manter o cérebro deles jovem também. *O cérebro à prova do tempo* o equipará com uma nova abordagem de como gerenciar seu estilo de vida usando informações inovadoras que podem ajudá-lo a viver uma vida muito mais saudável e próspera. Ele o ajudará a sentir que é possível viver seus melhores dias hoje, amanhã e no futuro.

PARTE I

Conheça o Seu Cérebro

CAPÍTULO 1

Quantos Anos Tem o Seu Cérebro?

ROBERT MARCHAND ESTABELECEU UM RECORDE MUNDIAL PARA ciclistas centenários quando tinha 101 anos. Surpreendentemente, mesmo após os 100 anos, ele ainda era capaz de aumentar a sua velocidade. A forma física desse centenário seria classificada como invejável, mesmo para um homem de 42 a 61 anos.[1] É evidente que podemos fazer nosso corpo se movimentar como se fosse mais jovem. Mas e quanto ao funcionamento do nosso cérebro?

E quando devemos começar a pensar na idade dele?

Muitas vezes, ouço pessoas na faixa dos 30 a 40 anos comentando que seu cérebro não funciona mais como antes. Talvez essas pessoas não consigam mais se concentrar no trabalho ou lembrar se fecharam a porta da frente. Problemas de foco, produtividade reduzida e dificuldade em se lembrar podem ser frustrantes, em sua maioria esses sintomas são ignorados ou apenas atribuídos ao estresse. Todos temos nossos "momentos humanos", mas não subestime esses sinais até que cheguem a um ponto em que não possam ser ignorados. Sem levar em conta a sua idade, a saúde do seu cérebro hoje impacta a saúde do seu cérebro amanhã.

Você com certeza já ouviu a palavra *senilidade*. Muitas pessoas a usam para descrever o que acontece quando alguém atinge certa idade e sua mente, em especial sua memória, não funciona mais como costumava. Dizemos: "Ah, isso faz parte do envelhecimento. Não há nada que se possa fazer." Mas, na verdade, há *muito* que podemos fazer. Se cuidar bem do seu cérebro, ele deve acompanhar o seu corpo à medida que envelhece. Uma mente afiada na velhice não é apenas uma questão de sorte. Ela está ao alcance da maioria de nós.

Por exemplo, em alguns estudos esclarecedores, cientistas realizaram exames de ressonância magnética (RM) no cérebro de participantes. Em seguida, alguns desses indivíduos adotaram certas mudanças no estilo de vida (as mesmas que você encontrará mais adiante neste livro). Exames cerebrais de acompanhamento feitos de 6 meses a 1 ano depois mostraram que a mente deles parecia mais *jovem* do que antes.[2] Era como se os participantes do grupo experimental tivessem colocado o cérebro em uma máquina do tempo.

Um cérebro mais jovem é volumoso, com mais massa de matéria cinzenta e branca ou células cerebrais. Os cérebros dos participantes do grupo experimental apresentaram mais volume e opulência. De fato, eram maiores. Houve um aumento nas conexões entre suas células nervosas. Em contrapartida, o cérebro dos participantes que não adotaram essas intervenções no estilo de vida (o grupo de controle) demonstrou visível envelhecimento, com redução de volume desde o início do estudo.

Quando um cérebro encolhe, ele perde a funcionalidade e pode vir a desenvolver uma longa lista de distúrbios. Pense nas suas células cerebrais como pneus: elas precisam estar cheias para funcionar. São como uma cidade vibrante, repleta de atividades, desde a construção de proteínas até o transporte de moléculas e a replicação do seu DNA. É como se você tivesse uma mini-Manhattan fervilhante em cada uma de suas células cerebrais. Sua capacidade de pensar, lembrar e inovar está ligada à vitalidade e à plenitude de cada célula cerebral. Se elas entrarem em colapso, essas funções não ocorrem e as habilidades cognitivas são prejudicadas.

O ponto crucial é que o fato de você envelhecer não significa que seu cérebro precisa se debilitar na mesma proporção. Problemas cognitivos significativos *não* são uma consequência normal do envelhecimento.

Introdução ao Desenvolvimento Cerebral

Para entender como o seu cérebro envelhece, vamos tirar um tempinho e fazer um curso rápido de neurociência para entender como ele é construído. Eu chamo isso de ciência do cérebro em algumas páginas, e a melhor parte é que não há questionários nem testes.

Se você abrisse o cérebro e o analisasse, a primeira coisa que talvez notasse é que ele é dividido ao meio por uma longa fenda no centro. Toda essa estrutura enrugada, de cor cinza-rosada, é chamada de cérebro. O termo técnico para suas metades é *hemisférios cerebrais*, como os hemisférios de um globo. Assim como o seu rosto tem simetria, o mesmo acontece com o seu cérebro.

Na verdade, o que você estaria vendo seria o córtex cerebral, a camada externa do cérebro. É o que costumamos chamar de "matéria cinzenta". A camada interna é a matéria branca ou substância branca (*substantia alba*, em latim), composta por fibras nervosas densamente compactadas.

Podemos dividir o córtex cerebral ainda mais, em lobos: existem quatro principais em cada lado do cérebro. Cada um tem um trabalho diferente:

- O lobo frontal — situado na parte frontal e superior do cérebro, abrange o pensamento, a tomada de decisões e o controle dos movimentos. Por exemplo, quando tenta aprender a dança da moda ou a jogar xadrez, você usa o lobo frontal.
- O lobo parietal — que fica atrás do lobo frontal, ajuda a processar as informações dos seus sentidos. Quando você está passeando por um parque de diversões, todas as temperaturas, os sons, os cheiros e as sensações que tem quando tromba com o carrinho bate-bate em outra pessoa são processadas pelo lobo parietal.
- O lobo temporal — na parte frontal inferior do cérebro, desempenha um papel na memória. Essa parte do cérebro também integra as suas memórias com os seus sentidos. No Capítulo 5, discutiremos como o entendimento do funcionamento do cérebro pode ajudá-lo a se lembrar mais e melhor, como um campeão da memória.
- O lobo occipital — fica na parte de trás do cérebro. Seu principal papel envolve a visão.

Na porção posterior do crânio, abaixo dos lobos temporal e occipital, fica o cerebelo (do latim "pequeno cérebro"). Ele desempenha um papel importante no movimento, na coordenação, na postura e no equilíbrio.

Por fim, há o tronco cerebral, a parte inferior do cérebro, que se conecta à medula espinhal. Ele regula processos automáticos vitais, como a respiração e a frequência cardíaca.

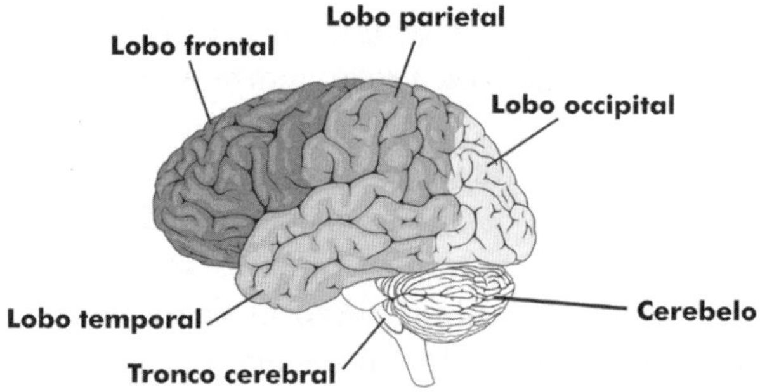

A imagem mostra os quatro lobos do córtex cerebral, bem como as estruturas cerebrais inferiores, o tronco cerebral e o cerebelo.

Existem *muitas* outras estruturas cerebrais com funções específicas, que apresentarei em capítulos posteriores (o cérebro é um órgão notavelmente complexo). Por enquanto, você foi apresentado às suas partes básicas. Vamos nos aprofundar um pouco e tratar do que o cérebro é feito.

O cérebro médio de um adulto pesa cerca de 1,3 kg. Esse peso é composto por cerca de 80 bilhões de células cerebrais, ou neurônios. Para colocar a magnitude do cérebro em perspectiva, para contar até 80 bilhões, você levaria, espere só um momento... cerca de 2.500 anos de contagem ininterrupta. E qual é o tamanho de uma célula cerebral? Olhe para o ponto do *i* neste livro. Caberiam cinquenta nele.

E há uma surpresa: quando você nasceu, seu cérebro pesava cerca de 340 gramas.* Mas ao passo que ele quadruplicou de peso desde então, adivinhe o que permaneceu o mesmo? O número de células cerebrais. Você tem de 80 a 100 bilhões de células cerebrais agora e nasceu com a maioria delas.[3] Isso mesmo, teve a maioria das suas células cerebrais a vida inteira, e elas foram formadas antes de você nascer. (No entanto, várias partes do seu cérebro *podem* adicionar novas células ao longo da vida, uma das mais importantes é o hipocampo, que trata da memória. Falaremos dele ao longo do livro de como mantê-lo saudável e melhorar a sua memória.)

Então, o que criou todo esse peso extra? Para começar, as conexões entre as células. Seus pensamentos, seus sentimentos, suas memórias, a maneira como se move e cada aspecto do seu ser — essencialmente, quem você é — estão todos nessas interações celulares. Esses 80 a

• • • • •

* Muita coisa aconteceu antes de você nascer. Nos cerca de nove meses de desenvolvimento cerebral que passou dentro de sua mãe, estava produzindo impressionantes 250 mil novas células cerebrais por minuto. Isso é muito trabalho!

100 bilhões de neurônios se comunicam enviando sinais elétricos e químicos uns aos outros por meio de 100 *trilhões* de conexões em seus axônios (a parte transmissora da célula) e dendritos (os receptores).[4] — A propósito, 100 trilhões é pelo menos mil vezes o número de estrelas em nossa galáxia. Na verdade, neste momento, há eletricidade suficiente passando pelo seu cérebro para acender uma lâmpada. Talvez, um dia, ele seja usado para energizar nossos dispositivos! — Conforme o seu cérebro se desenvolveu, você também adicionou células de suporte, como astrócitos e oligodendrócitos (conhecidas como células gliais), que mantêm os neurônios no lugar. E à medida que aprendeu coisas novas, adicionou mielinização, um revestimento em torno das células cerebrais que faz com que os sinais elétricos viajem mais rápido. É semelhante ao isolamento de um fio elétrico. Essa mielinização nos permite melhorar em tarefas *e* aumenta o peso do cérebro.*

Destaques Sobre a Mielinização

Duas coisas que aumentam a mielinização e melhoram a velocidade de processamento do cérebro? Exercício e consumo de peixes gordurosos, como o salmão. Por que peixes gordurosos? A camada que reveste nossas células cerebrais é composta por ômega-3, que é encontrado em peixes gordurosos. Por isso dizemos que peixe é bom para o cérebro. No Capítulo 14, exploraremos os alimentos que o impulsionam.

À medida que o cérebro se desenvolve e ao aprendermos coisas novas, passa a ocorrer um processo chamado *remodelação*. Esse processo é mais intenso durante a infância e adolescência. Ele continua pelo resto da vida, mas em menor grau.

* Os seres humanos não nascem com muita mielinização e é por isso que bebês não são bons atletas ou músicos.

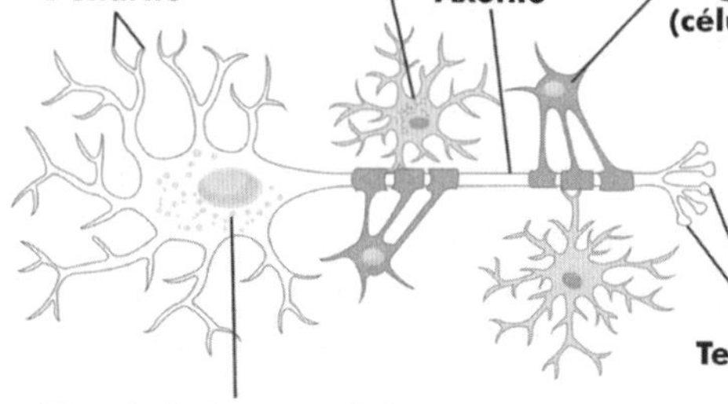

Nesta imagem de um neurônio, a mielinização é representada pelas áreas cinzentas envolvendo o axônio.

Grande parte desse processo de remodelação acontece nas conexões entre as células cerebrais, que se fortalecem à medida que você aprende e memoriza informações. Essas 100 trilhões de conexões são suas memórias, comportamentos e padrões de pensamento — como você se move, pensa e sente. Como essas conexões indicam onde encontrar suas chaves, onde estacionou o carro ou o nome da pessoa que acabou de conhecer? Em suma, como você forma e revisita uma memória? Sempre que aprende algo novo, seja andar quando era um bebê ou como usar uma nova tecnologia, você faz uma conexão entre as células cerebrais. Cada célula cerebral pode se conectar a cerca de 10 mil outras células, e é por isso que agora você tem cerca de 100 trilhões de conexões no cérebro. Mas quantas conexões você tinha aos 3 anos?

Dez vezes mais do que tem agora![5] Mil trilhões, um quatrilhão. Esse é um número que não se ouve todos os dias. Entre o nascimento e os 3 anos, as conexões são feitas a uma taxa de *10 a 20 mil por segundo*. Essa explosão de conectividade é chamada de *exuberância sináptica*. O processo atinge o ápice por volta dos 8 anos. Depois disso, você começa a perder rapidamente as conexões cerebrais. Mas não entre em pânico! Esse é um processo normal chamado *poda*, no qual o cérebro prioriza quais conexões manter e quais descartar. A poda permite que o cérebro fortaleça as conexões relacionadas a habilidades e informações críticas e forme aspectos da sua personalidade. Pense nele como um arbusto de topiaria ou um bonsai: durante esses anos críticos de desenvolvimento, seu cérebro está aparando as folhas dispersas para que sua personalidade, seus interesses, seus gostos e desgostos e quem você é em sua essência possam se materializar. O importante é que a poda de conexões desnecessárias acontece durante o desenvolvimento para ajudar o seu cérebro a moldá-lo na pessoa que está se tornando.

Porém, o processo de poda continua ao longo de toda a vida à medida que você estabelece novas conexões e elimina as que não são mais necessárias. (Pense no cérebro como uma escrivaninha: é preciso limpar a bagunça para ser produtivo. Mas a desordem inevitavelmente se acumulará de novo, então limpá-la não é algo incomum — terá que limpá-la de novo... e de novo). Todas as noites, quando vai dormir, o seu cérebro elimina conexões que considera desnecessárias.*

Conforme envelhece, o cérebro não muda tão depressa quanto quando era criança, mas ainda muda o tempo todo, dinamicamente. Como ele é maleável, você pode torná-lo mais robusto e adaptável em *qualquer* idade para melhorar a memória, controlar o estresse e aumentar o foco e a produtividade. Além disso, é possível transformar o cérebro para adotar novos hábitos em qualquer idade, ganhar perspectiva e se recuperar de traumas físicos e mentais. A grande esperança da vida é que estamos sempre em construção, sendo capazes de melhorar e de ser melhores todos os dias, à medida que nosso cérebro se remodela.

Então, Quantos Anos Tem o Seu Cérebro?

Sabemos que nosso cérebro muitas vezes não tem a mesma idade que a idade cronológica. Por exemplo, existe um grupo de pessoas chamado *SuperAgers*, que estão na casa dos 80 anos ou mais, mas têm a função cognitiva de pessoas décadas mais jovens.[6] Por outro lado, é possível que a sua mente seja *mais velha* do que a sua idade cronológica. É claro que ninguém quer isso!

Embora não exista um teste caseiro que permita determinar com certeza quão "velho" ou "jovem" é o seu cérebro,** podemos considerar um cérebro jovem e saudável como estando em seu ápice de funcionamento. E, na maioria das vezes, o ápice de função cerebral está associado a uma

• • • • •

* No Capítulo 5, aprofundamos como o seu cérebro recupera as memórias que deseja acessar, como o nome daquele ator famoso (você sabe qual, o cara daquele filme) e, é claro, informações mais sérias.

** Embora muitos questionários online possam dizer o contrário, a maioria deles simplesmente não se baseia na ciência.

memória afiada. Enquanto envelhecemos, pode ser difícil nos lembrar de nomes, rostos, eventos, algo que acabamos de ler ou o que comemos. Em mentes mais jovens, o processo de *diferenciação neural* é eficiente e robusto. Neste processo, células cerebrais específicas são encarregadas de lembrar certos tipos de informações, como rostos. Com o envelhecimento, esse processo se deteriora, as células perdem sua especificidade e não funcionam tão bem. Em vez de se concentrar apenas em rostos, elas tentam lembrar outros tipos de informações. Para um *SuperAger*, a diferenciação neural é semelhante à de uma pessoa de 25 anos. Essa é parte da razão pela qual um *SuperAger* tem o desempenho de memória de um jovem dessa idade.

Então, quais são os segredos desses *SuperAgers* de memória robusta — e de todos com idades cerebrais mais jovens do que suas cronológicas? Um estudo publicado em 2021 revelou algumas respostas surpreendentes. Ao longo de 18 meses, o estudo acompanhou 330 pessoas, referidas como *SuperAgers*, que tinham 100 anos ou mais. Os pesquisadores não encontraram declínio na maioria das áreas de memória ou habilidades cognitivas.[7] (Embora 1,5 ano possa não parecer muito tempo, uma vez que uma pessoa chega à marca do século, 2 anos para ela equivalem a 25 anos para uma pessoa de 75 anos, em termos de saúde cerebral. Por exemplo, o risco de desenvolver demência aumenta 60% a cada 2 anos após os 100 anos, ao passo que, para uma pessoa de 75 anos, são necessários 25 para o risco de demência aumentar na mesma proporção.[8] Em outras palavras, 25 anos de risco são comprimidos em 2 anos após os 100 anos.)

Então, qual é o segredo desses centenários mentalmente fortes? Você pode achar que a resposta são "genes". Embora eles possam de fato desempenhar um papel, 16,8% das pessoas no estudo tinham genes conhecidos por *aumentar* o risco de Alzheimer, e elas não desenvolveram a doença. O que parecia ser uma peça crucial do quebra-cabeça era o estilo de vida!

Foi imperativo que eles continuassem aprendendo coisas novas ao longo da vida. Lembre-se, as memórias estão alojadas nessas conexões entre as células cerebrais. Pense no seu cérebro como uma conta bancária: quanto mais depósitos fazemos, menos nosso patrimônio líquido é afetado pelos saques. Fazemos depósitos (novas conexões) aprendendo coisas novas. À medida que envelhecemos e perdemos algumas dessas conexões de forma natural, ainda há uma sobra. Um ditado espanhol diz: "Aprenda uma coisa nova todos os dias." Esse simples conselho é uma excelente regra inicial para a saúde cerebral. No Capítulo 16, discutiremos com mais detalhes quais aprendizados são melhores, mas o mais importante é saber que aprender novas informações ou habilidades mantém seu cérebro jovem. Portanto, se você estiver aprendendo algo novo ao ler este livro, estará fazendo uma das coisas mais importantes para o seu cérebro.

Embora ainda não tenhamos chegado ao ponto em que cada pessoa possa deslizar para dentro de um scanner cerebral e descobrir a idade do cérebro, seguem apenas alguns fatores que podem ajudar a dar uma ideia da sua idade cerebral. Pergunte-se o seguinte:

1. Função executiva — Como estou me saindo na gestão do meu dia?[9]
2. Equilíbrio e coordenação — Como está o meu equilíbrio e a minha coordenação ao me movimentar?[10]
3. Capacidade de aprender e recordar — Como está a minha capacidade de me lembrar de informações importantes?[11]
4. Mobilidade — Quão rápido estou conseguindo me movimentar?[12]
5. Identidade — Quão velho eu me sinto?[13]

É claro que nenhuma dessas perguntas pode substituir uma tomografia cerebral e uma avaliação abrangente feita por um neurologista. Ainda assim, essas categorias fundamentais podem nos ajudar a ter uma noção da idade do cérebro. É importante observar que determinar a idade cerebral de alguém apenas por meio de uma tomografia também não é isento de complexidade e controvérsia.[14] Por exemplo, há a questão de qual parte do cérebro e quais biomarcadores investigar ou priorizar, como massa branca ou cinzenta, depósitos de ferro e volume. Desconfie de uma clínica particular que oferece informar a sua idade cerebral, ainda mais por uma taxa elevada, já que, neste momento, essa ferramenta está sendo usada com precisão sobretudo em grandes instituições de pesquisa. Aliás, desconfie também se a oferta for feita por um sujeito em uma van por uma pechincha. Brincadeiras à parte, determinar a idade do cérebro usando a tecnologia de imagem de ponta tornou-se uma ferramenta emergente e poderosa em estudos de pesquisa em grandes instituições para entender a saúde, as doenças e a mortalidade.[15]

Continuaremos a discutir outros fatores cruciais que fornecem *insights* da nossa idade cerebral. Lembre-se, não é apenas um desses fatores, mas uma combinação deles que determina a idade do cérebro.

Lixo Cerebral e Idade Cerebral

Agora que você sabe que o seu cérebro pode ser mais velho do que a sua idade cronológica, talvez esteja se perguntando como isso acontece. Uma das coisas que faz um cérebro envelhecer, ou envelhecer prematuramente, é o acúmulo de lixo e toxinas (discutiremos outros fatores nos próximos capítulos deste livro). O lixo é um subproduto do trabalho que as suas células cerebrais realizam. Lembre-se de que cada uma delas é como uma Manhattan agitada e fervilhante. Assim como uma cidade pode ficar suja, o cérebro também acumula resíduos ao longo da vida, incluindo reações químicas não utilizadas, toxinas ambientais, células velhas e danificadas e proteínas que não são mais necessárias. Seu cérebro de 1,3 kg produz cerca de 2,3 kg de lixo por ano. Em geral, esses detritos são reciclados ou eliminados, mas se esses processos falharem, o lixo pode se acumular e danificar o cérebro. O acúmulo de resíduos interfere na capacidade das células se comunicarem entre si, causando assim o encolhimento e a morte delas. Existem muitas formas de lixo cerebral, mas os dois tipos principais são as placas amiloides e os emaranhados de tau.

Placas

Para entender melhor de onde vêm as placas, imagine uma casa com uma antena no telhado que sintoniza alguns canais básicos de televisão. Se essa antena quebrar, não só deixará de receber os canais de TV, mas os pedaços quebrados poderão danificar o telhado. O mesmo pode acontecer com as suas células. A superfície das células tem receptores que parecem antenas e funcionam como um extenso sistema de comunicação e segurança. Existem muitos tipos diferentes de receptores que desempenham um papel em todas as complexas ações e emoções da vida. Por exemplo, alguns receptores recebem especificamente sinais que informam às células se devem ou não crescer. Eles também se ligam a substâncias químicas que tentam entrar na célula. Se o receptor reconhecer a substância, ele destrava a célula para que a substância química — que pode afetar funções que vão desde o humor até emoções de aprendizagem, como o amor* — possa entrar.

• • • • •

* Quando dizem que o amor é misterioso, isso significa que o amor é um conjunto de substâncias químicas específicas liberadas no cérebro que se ligam a receptores. Não é tão romântico, não é mesmo?

Um tipo de receptor encontrado nas células cerebrais é chamado de proteína precursora de amiloide, ou APP. Às vezes, enzimas, agindo como tesouras, cortam a APP em pequenos pedaços. Existem vários fatores que fazem com que essas enzimas cortem a APP, um dos quais — a inflamação — discutiremos no próximo capítulo. O que é importante saber agora é que os pedaços cortados desse receptor específico APP são pegajosos e se agrupam para formar placas que chamamos de beta-amiloide.

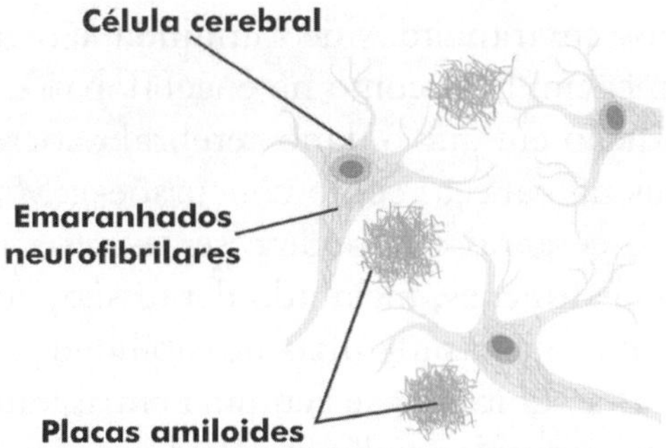

Essas placas se transformam em lixo, o que atrapalha a capacidade das células cerebrais de formar as conexões que criam e lembram memórias.

Emaranhados

Ao passo que as placas se formam entre as células cerebrais, os emaranhados são resíduos que se formam *dentro* das células. Nelas, existe um extenso sistema de filamentos e tubos pequenininhos, chamado citoesqueleto, que transporta proteínas e nutrientes para diferentes partes da célula. Pense nesse citoesqueleto como trilhos de metrô, mas em uma versão microscópica. Ele é mantido no lugar por uma proteína chamada tau — que, nesta analogia, é muito semelhante aos dormentes que mantêm os trilhos no lugar. Às vezes, as moléculas de tau que mantêm esse elaborado sistema de entrega no lugar se desprendem do citoesqueleto e se ligam a outras moléculas de tau. Imagine um monte de dormentes se soltando de ferrovias e formando uma confusão emaranhada. O mesmo acontece em um "emaranhado" no cérebro.

Não está de todo claro o que exatamente faz com que essas moléculas de tau deixem de segurar os trilhos no lugar, mas há evidências de que a inflamação, o acúmulo de componentes tóxicos e as reações químicas nas células são todos parte da razão. Uma vez que os emaranhados se acumulam em uma célula cerebral, eles vazam para fora dela e são absorvidos por uma célula saudável vizinha. Essa célula saudável é enganada e levada a produzir mais emaranhados, fazendo com que as células danificadas se espalhem pelo cérebro.[16] Um estudo de 2021 descobriu que o rastreamento do acúmulo de proteína tau no cérebro é um melhor preditor de declínio da memória do que o rastreamento da formação de placas.[17]

Placas e emaranhados são as duas formas mais comuns de lixo cerebral encontradas na doença de Alzheimer (discutiremos mais sobre isso no Capítulo 6), e os emaranhados de tau ainda são encontrados em outras formas de demência, bem como na encefalopatia traumática crônica (CTE — uma condição em que o dano cerebral ocorre devido a traumas causados por lesões na cabeça, como concussões). Mas também existem outros tipos de lixo cerebral que podem ser a causa raiz de uma ampla gama de doenças e disfunções, incluindo depressão, doença de Parkinson e ansiedade, para citar apenas algumas possibilidades. Por exemplo, uma proteína chamada alfa-sinucleína se acumula em aglomerados tóxicos que danificam as células cerebrais produtoras de dopamina.[18] A dopamina ajuda a coordenar o movimento. Quando essas células são destruídas, aparecem os tremores vistos na doença de Parkinson.

O acúmulo de resíduos em geral ainda pode levar a sintomas como diminuição do foco, perda de produtividade e uma drástica redução na energia geral — sinais e sintomas do envelhecimento biológico. Em suma, quanto mais lixo, "mais velho" é o cérebro.

Então, podemos nos livrar do lixo? Embora não exista um xampu cerebral, os cientistas fizeram uma série de descobertas que demonstra os metódos poderosos de limpeza do seu corpo para, literalmente, levar o lixo para fora. Aprender coisas novas, o que também aumenta as conexões entre as células cerebrais, é um deles! O próximo método natural de limpeza está relacionado ao seu sistema imunológico — o qual abordaremos no próximo capítulo.

Reviravolta!

Eu acabei de dizer que mais lixo cerebral significa um cérebro mais velho... mas antes de avançarmos para o Capítulo 2, tenho que admitir que esse nem *sempre* é o caso (e aqui é onde a discussão sobre placas e emaranhados começa a ficar um tanto complicada — tenha paciência comigo).

Vamos voltar ao estudo dos *SuperAgers*, que têm a capacidade de memória de pessoas muito mais jovens. Alguns deles tinham placas e emaranhados suficientes em seu cérebro para garantir uma disfunção de memória. No entanto, não tiveram.

É como se o cérebro desses *SuperAgers* pudesse ser resiliente a níveis mais elevados de lixo — ele está presente, mas parece não interferir na memória. Pesquisas adicionais de outros estudos descobriram que 30% dos idosos têm placas e emaranhados suficientes para ter uma perda significativa de memória, mas não apresentam sinais de demência.[19] Essa resiliência pode ser atribuída ao seu estilo de vida e, possivelmente, a alguns aspectos da genética, como já explicamos. Os fatores de estilo de vida que podem compensar e gerar resiliência a placas e emaranhados serão abordados ao longo deste livro.

Para deixar claro, definitivamente não queremos que muito resíduo se acumule. Isso pode danificar o cérebro, embora certos tipos de lixo e resíduos sejam mais perigosos do que outros. Mas estamos aprendendo que o lixo não é o único fator no envelhecimento e na disfunção cerebral — abordaremos outros nos próximos capítulos.

Na Parte Três, nos concentraremos em como você pode se livrar do lixo e manter seu cérebro jovem para que se tornar mais resiliente ao resíduo do qual *não consegue* se livrar.

CAPÍTULO 2

Seu Cérebro, Seu Sistema Imunológico e Você

PONCE DE LEÓN PERCORREU O MUNDO À PROCURA DA FONTE DA juventude, mas parece que deveria ter procurado mais perto de casa. Na verdade, Ponce poderia ter ficado no sofá e apenas estudado o próprio sistema imunológico. Estudos inovadores descobriram que a fonte da juventude é, na verdade, um sistema imunológico equilibrado e saudável.[1] Assim como seu cérebro pode ser mais jovem ou mais velho do que sua idade cronológica, o mesmo acontece com o seu sistema imunológico. Daqui a um ano, você pode ter vivido mais 365 (ou 366!) dias, mas isso não necessariamente significará que seu cérebro, corpo e sistema imunológico também envelhecerão um ano. Um estudo publicado na *Nature Genetics* encontrou certos centenários notáveis com sistemas imunológicos várias décadas mais jovens do que sua idade real — em média, 40 anos mais jovens, para ser preciso.[2] Um homem de 105 anos, muito saudável, tinha o sistema imunológico de um jovem de 25 anos.

É importante para a saúde cerebral ter um sistema imunológico jovem porque, à medida que ele envelhece, se torna hiperativo ou subativo. Essa resposta imunológica desequilibrada aumenta o risco de infecções, demência, Alzheimer, Parkinson, doenças cardíacas, depressão e câncer, entre outros. Aprofundaremos nosso entendimento de como o sistema funciona — e como ele protege o cérebro — para que possamos mantê-lo equilibrado e jovem.

Um Curso Rápido sobre o Seu Sistema Imunológico

O seu sistema imunológico é um exército complexo com um número impressionante de soldados. As principais partes são:

1. Glóbulos brancos — Essas células incríveis combatem infecções e doenças. Existem muitos tipos de glóbulos brancos, incluindo neutrófilos, eosinófilos, monócitos, células T e células B.[3] Você não precisa lembrar todos esses nomes, apenas tenha em mente que se trata de um exército complexo.
2. Anticorpos — Produzidos pelos glóbulos brancos, os anticorpos são proteínas liberadas no sangue. Essas proteínas reconhecem e destroem substâncias estranhas, como bactérias e vírus.
3. Glóbulos vermelhos — Agora se sabe que eles fazem mais do que transportar oxigênio e auxiliar na coagulação. Essas células inclusive desempenham um papel no sistema imunológico ao se ligarem a patógenos perigosos e ajudarem na sua remoção.[4]
4. Baço — Ajuda a controlar o número de glóbulos brancos e vermelhos no seu corpo e remove células sanguíneas velhas ou danificadas. Ele abriga linfócitos produtores de anticorpos, entre muitas outras funções.
5. Timo — Uma glândula em seu peito que produz glóbulos brancos. Hormônios liberados pelo timo também inibem o processo de envelhecimento.
6. Sistema linfático — Essa ampla rede de órgãos, linfonodos e tecidos funciona como o sistema de vigilância e esgoto do corpo. Ele faz parte do sistema imunológico. Embora essa comparação possa parecer um pouco desagradável, esse sistema desempenha um papel particularmente importante em nossa saúde cerebral, como veremos na próxima seção.

Neste capítulo, abordaremos apenas alguns componentes do sistema imunológico que têm papéis particularmente notáveis em nossa saúde cerebral. Além do sistema linfático já mencionado, também examinaremos algumas das células específicas que participam da resposta imunológica do nosso corpo.

O Sistema Linfático: Levando o Lixo para Fora

Todos os dias, as glândulas, tecidos e órgãos que compõem o sistema linfático eliminam os resíduos e as toxinas que se acumulam em nosso corpo. Pense nesse sistema como tubos de encanamento pelos quais a linfa flui. A linfa não é sangue — trata-se de um líquido incolor drenado dos tecidos e órgãos. Ela remove os subprodutos gerados pelas células, bem como toxinas e germes. Circula pelo corpo e captura vírus e bactérias perigosos, depositando-os nos linfonodos (localizados no pescoço, axilas, peito, abdômen e virilha). As células imunes peneiram os vírus e bactérias nos linfonodos, se encontrarem algo perigoso, lançam um ataque contra esses patógenos ainda presentes no resto do corpo. Gosto de pensar nessas células imunes como mineradores garimpando ouro, mas em vez de procurarem pepitas, estão em busca de patógenos.

Esse processo é a razão pela qual você pode ter linfonodos inchados no pescoço quando está resfriado: as células sanguíneas correm para os linfonodos para combater a infecção, e o acúmulo causa inchaço. É um sinal de que seu corpo está trabalhando para se livrar dos germes que estão causando a doença. O sistema linfático também limpa a bagunça deixada após lesões no cérebro e no corpo. Algo digo de nota, uma parte do lixo que o sistema remove é o lixo cerebral que descrevi no Capítulo 1.

Por centenas de anos, no entanto, os cientistas acreditaram que o sistema linfático não se estendia até o cérebro.[5] Como mencionei na Introdução, cientistas e médicos tendem a ver o corpo como uma série de compartimentos isolados, onde um sistema, órgão ou processo trabalha de forma independente dos demais. Era exatamente assim que os especialistas *viam* o sistema linfático até 2013, quando a Dra. Maiken Nedergaard, da Universidade de Rochester, fez uma descoberta surpreendente. A Dra. Nedergaard tentava entender como o cérebro se repara após uma lesão. Ela queria investigar qual papel o sono desempenhava no processo de reparação. Durante o sono profundo, os participantes do seu estudo experimentaram um fenômeno que parecia saído de um filme de terror.

Ela observou que o cérebro dos participantes adormecidos encolhia para 65% do tamanho normal. Uma vez reduzido, ele começava a pulsar em um ritmo dinâmico. (Gosto de imaginar que isso aconteceu em uma noite tempestuosa, com relâmpagos e trovões ecoando pelo laboratório. Mas provavelmente não foi uma cena tão dramática.)

Pesquisas adicionais descobriram que o processo de encolhimento expulsava o lixo, os resíduos e as toxinas das células cerebrais e criava um espaço vazio para onde o lixo poderia ser drenado. Depois que os detritos eram comprimidos nesses portais vazios, enquanto o volume do cérebro ainda estava reduzido, o fluido da medula espinhal mergulhava no cérebro para uma limpeza.

A ideia de que nosso cérebro expele resíduos e é lavado todas as noites foi contra tudo o que pensávamos saber do seu funcionamento. Os próprios cientistas que fizeram essas descobertas não acreditaram nos resultados e passaram vários anos repetindo seus experimentos porque achavam que algo deveria estar errado.[6]

A resposta para como e por que nosso cérebro encolhe quando dormimos chegou na forma de uma luz verde piscante. Em 2015, o Dr. Kari Alitalo decidiu examinar o sistema linfático mais de perto em seu laboratório em Helsinque, na Finlândia. Usando a tecnologia de ponta, ele conseguiu mapear o sistema linfático de camundongos, colorindo de verde todas as vesículas do sistema linfático semelhantes a túneis e, assim, criando um mapa detalhado. O Dr. Alitalo esperava ver o sistema se iluminar do pescoço para baixo. Para sua surpresa, a luz verde brilhante também apareceu no cérebro.[7]

Para Onde Vai Todo Esse Lixo?

Em 2015, cientistas descobriram um conjunto de vasos que vão do cérebro ao sistema linfático. Eles são chamados de vasos linfáticos meníngeos e, através deles, o líquido cefalorraquidiano é drenado do cérebro, removendo o lixo.[8] Pense nesses vasos como os canos conectados a uma máquina de lavar louça, que removem a água suja após a lavagem. A idade do nosso cérebro e corpo está relacionada à desses vasos. De volta à analogia dos canos: se eles não funcionam, o esgoto se acumula. Imagine o cérebro incapaz de remover o lixo e como isso poderia causar danos e envelhecimento.

Apenas como um comentário, é incrível que esses vasos tenham sido descobertos há tão pouco tempo. Pensávamos que toda a anatomia humana já havia sido completamente mapeada, mas esses vasos, escondidos profundamente do cérebro por outros vasos sanguíneos, foram difíceis de localizar.

Agora chamamos a parte do sistema linfático que se estende até o cérebro de sistema glinfático, pois ele trabalha com as células gliais. Essas células são um suporte que têm uma variedade de funções, como a proteção, a limpeza de detritos e a formação de mielina. A descoberta do sistema glinfático desencadeou uma mudança dramática em nosso entendimento de como nosso corpo funciona e de como podemos reduzir o risco de desenvolver diversas doenças neurológicas. Qualquer coisa que perturbe nosso sistema de remoção de resíduos — desde o envelhecimento, passando por concussões e lesões cerebrais até um derrame (que leva ao que pode ser descrito como o afogamento do cérebro em fluido) — é prejudicial para a saúde cerebral.[9] Em resumo, como nosso sistema linfático desempenha um papel tão importante na remoção do lixo, um "sistema de esgoto" com mau funcionamento pode levar a várias disfunções cerebrais.

Além disso, a ligação entre o sistema imunológico e o cérebro pode nos ajudar a tratar e entender melhor uma variedade de condições aparentemente desconexas, desde demência até depressão, esclerose múltipla e concussões. Um sistema imunológico que ataca incorretamente o sistema nervoso causa danos. E um sistema imunológico que não remove resíduos e toxinas também causa danos. Portanto, para tratar com eficácia essas condições, um delicado *equilíbrio* entre proteção e limpeza deve ser mantido.

Micróglias: A Equipe de Limpeza

Além do sono, há outra maneira de remover lixo e entulho do cérebro. Você já olhou para um aquário e notou aqueles peixinhos no fundo do tanque que comem os resíduos? Seu cérebro possui células chamadas micróglias que desempenham uma função semelhante. Essas micróglias são células imunes que basicamente atuam como catadoras no sistema nervoso central, consumindo o lixo cerebral.

No entanto, elas podem ficar confusas e, em vez de comer lixo, placas, emaranhados e toxinas, começar a devorar células saudáveis e transformá-las em mais lixo cerebral inútil. Discutiremos no Capítulo 8 como evitar que sua micróglia fique confusa.

Assassinos e Pacificadores

Os próximos atores principais na nossa saúde imunológica e cerebral são as células imunes. Existem duas categorias principais que mantêm um sistema imunológico equilibrado: células pró-inflamatórias (assassinas) e células anti-inflamatórias (pacificadoras).

Um dos tipos críticos de células assassinas são as células T, que circulam no corpo para procurar e destruir vírus e bactérias específicos que aprenderam a reconhecer. As células T correm para o local de uma infecção para capturar e eliminar os invasores, uma batalha que gera inflamação e que pode se manifestar fisicamente com dor, inchaço e vermelhidão. Quando você tem dor de garganta, não é a infecção que causa a dor, e sim as células assassinas atacando o vírus.

O ataque em si mata as células infectadas, bem como algumas células vizinhas, que são substituídas por outras saudáveis e não infectadas. Seu corpo detecta que o vírus está sendo ou já foi eliminado. Então, é hora dos pacificadores fazerem seu trabalho. Essas células anti-inflamatórias correm para a cena e acalmam os assassinos, basicamente dizendo a eles que fizeram um bom trabalho: é hora de ir para casa, relaxar e descansar.

Consuma Vitamina D Suficiente

Há muito marketing e exagero no mundo do bem-estar, mas a vitamina D não é apenas sensacionalismo — ela realmente ajuda a saúde imunológica. A vitamina D é essencial para o funcionamento adequado das células T. Imagine-as como pequenos carros circulando dentro do seu corpo, procurando por vírus e bactérias perigosas. As células T têm receptores semelhantes a antenas, que alcançam e capturam a vitamina D do sangue. A vitamina D alimenta as células T, mantendo-as em movimento e focadas; se não houver vitamina D suficiente, as células T assassinas não conseguem cumprir seu papel atacando vírus e bactérias perigosas.[10]

A vitamina D às vezes é chamada de vitamina do sol porque nosso organismo produz entre 50% a 90% dela quando nossa pele é exposta à luz solar. Menos exposição ao sol pode levar à menor produção dessa vitamina, sendo uma das razões pelas quais pegamos mais resfriados e gripes no inverno.[11] Discutiremos outras vitaminas essenciais para a saúde cerebral e imunológica no Capítulo 14.

Quando as pessoas falam em fortalecer o sistema imunológico, na verdade estão falando em fortalecer essas células assassinas. No entanto, se as células pacificadoras não forem mobilizadas, sua garganta seria continuamente atacada e danificada pelo seu próprio sistema imunológico. Quando esse tipo de ataque contínuo acontece, chamamos isso de inflamação crônica. Pode haver muitas células assassinas pró-inflamatórias ou insuficientes células pacificadoras anti-inflamatórias para manter a inflamação sob controle em todo o corpo. É por isso que é necessário *equilibrar* as respostas pró e anti-inflamatórias.

Problemas de um Sistema Imunológico Envelhecido

Há outro ator principal no sistema imunológico do qual precisamos discutir. (Eu sei o que deve estar pensando: *Outro ator? Isso parece o começo do filme* Encanto, *quando vinte personagens são apresentados em dois minutos.* Embora Lin-Manuel Miranda tenha feito um trabalho incrível ao apresentar todos esses personagens em uma abertura fantástica, infelizmente — mas felizmente para seus ouvidos — não posso cantar uma música sobre o sistema imunológico para você. Mas continue comigo, esse é o último novo ator deste capítulo!) Esse ator tem um papel importante, comparável ao de um guarda de plantão. Se o guarda perceber algo errado ou alguma atividade suspeita, ele chama reforços. Os guardas do seu sistema imunológico são chamados de citocinas. Esses atores alertam os assassinos, como as células T, que é hora de destruir um germe invasor.

Mas, como já discutido, o equilíbrio é a chave. Se as citocinas reagirem exageradamente a uma infecção, poderão desencadear uma resposta imunológica grande demais. Imagine que você ligou para a emergência porque houve uma invasão na sua casa e, em vez de enviar alguns policiais, o operador envia um pelotão inteiro. O exército causaria mais danos à sua casa — e possivelmente a você, ao marcharem por aí — do que os ladrões. Da mesma forma, uma resposta imunológica excessiva pode danificar os órgãos, como o cérebro.

Uma razão significativa para o nosso sistema imunológico calcular errado é o processo de envelhecimento.[12] Se o sistema glinfático falha, não conseguimos remover adequadamente o lixo e as toxinas do cérebro. Um sistema imunológico mais velho também é mais propenso a reagir de modo exagerado ou insuficiente a vírus e bactérias, o que pode ter consequências graves: um sistema imune fraco pode permitir que vírus, bactérias e células cancerígenas cresçam e se reproduzam, nos deixando doentes. Já um sistema muito forte ou hiperativo pode atacar nossas articulações, órgãos ou cérebro, resultando em doenças inflamatórias e autoimunes. (Doenças autoimunes como artrite reumatoide, lúpus e a doença inflamatória intestinal, em toda a sua complexidade, são em suma essas células assassinas atacando o próprio corpo.) Obesidade, doenças cardíacas e diabetes também podem ser total ou parcialmente causadas por um sistema imunológico fora de controle, atacando órgãos específicos. Em muitos casos, um fator na doença de Alzheimer é um sistema imunológico desequilibrado que ataca o cérebro.

A depressão também pode ser causada ou agravada por um sistema imunológico hiperativo. Um estudo de 2021 descobriu que, quando o sistema imune ataca incorretamente partes do cérebro envolvidas no humor, os sintomas da depressão podem se manifestar.[13] É por isso que indivíduos com depressão às vezes não respondem aos medicamentos antidepressivos comumente prescritos e à terapia — nenhum desses métodos lida com um problema imunológico subjacente. Essas descobertas mostram quão intimamente o cérebro e o sistema imunológico estão conectados — e, o que é mais importante, proporcionam esperança no desenvolvimento de tratamentos mais eficazes.

Não surpreendentemente, existem conexões entre o sistema imunológico e a memória: em um estudo de 2019, pesquisadores bloquearam sistemas imunológicos hiperativos em camundongos idosos. Eles começaram a lembrar como navegar por um labirinto como seus equivalentes mais jovens.[14] Em outros estudos, camundongos com um sistema imunológico comprometido* tiveram desempenho inferior em tarefas de memória do que outros. Quando os pesquisadores transplantaram células imunológicas nesses camundongos, praticamente lhes dando sistemas funcionais, eles tiveram um desempenho tão alto em tarefas de memória quanto camundongos saudáveis.[15]

* Caso esteja se perguntando, a genética de camundongos e humanos é surpreendentemente semelhante, compartilhamos mais de 90% dos mesmos genes. Portanto, os cientistas os têm usado há muito tempo em estudos do sistema imune que resultaram em grandes avanços em nossa compreensão da imunidade. Para essa pesquisa, os imunologistas criaram especificamente camundongos com sistemas imunológicos comprometidos ou anormais. Eles devem ser mantidos em um ambiente especial livre de germes.

Em resumo, se você gerenciar o sistema imunológico, rejuvenescerá o cérebro. Esse é um lembrete poderoso de que, como já disse antes, nossos sistemas corporais estão intrincadamente interconectados, e o que acontece em uma área impacta outra. Na terceira parte deste livro, apresento um plano de ação de como equilibrar o seu sistema imunológico, mas primeiro vamos continuar seguindo esses fios que conectam nossos cérebros a outros sistemas corporais, certo? A seguir, vamos examinar as intrigantes conexões entre o cérebro e o coração.

CAPÍTULO 3

A Conexão Coração-Cérebro

UMA MEMÓRIA INTITULADA "A CHANGE OF HEART" [SEM PUBLICAção no Brasil] relata a fascinante experiência de Claire Sylvia, uma dançarina que recebeu um transplante de coração. Após o transplante, Claire começou, de maneira inexplicável, a desejar frango frito e cerveja, o que nunca fora de sua preferência. Perplexa com essa reviravolta, Claire procurou a família da pessoa de quem recebeu o coração... apenas para descobrir que esses alimentos eram os favoritos do doador. (Você pode estar arqueando a sobrancelha ao ler isso. Mas a história de Claire está longe de ser a única assim: o neuropsicólogo Paul Pearsall escreveu um livro com vários exemplos de receptores de coração assumindo traços dos doadores, incluindo maneirismos, preferências alimentares e interesses.[1])

Esses relatos não têm a intenção de fornecer *insights* concretos (ao contrário de estudos científicos). Por mais provocantes que sejam essas conexões, por mais maravilhoso que seja contemplar aspectos misteriosos do corpo que não entendemos, eles definitivamente exigem pesquisa rigorosa e análise antes de podermos tirar conclusões sólidas. Mas seguem alguns fatos intrigantes: o coração contém cerca de 40 mil neurônios chamados neurites sensoriais, que transmitem informações para o cérebro. Alguns pesquisadores os chamam de "pequeno cérebro" no coração.[2] Pesquisas adicionais são necessárias para elucidar o alcance das informações transmitidas, mas uma coisa que entendemos com acuidade e clareza é que a saúde do coração é um dos aspectos mais poderosos da saúde cerebral.

Na verdade, muitas vezes tratamos nosso coração como se fosse um cérebro. Dizemos coisas como "Siga seu coração". Associamos o coração às emoções, especialmente aos sentimentos amorosos.

Essas podem parecer meras analogias, mas acontece que essas noções têm algumas bases biológicas reais. O coração e o cérebro estão literalmente conectados por meio do nervo vago e estão em constante comunicação. Pense no seu nervo vago como uma linha telefônica que permite que estes órgãos conversem entre si. Por exemplo, um esforço físico, como uma corrida, acelera a frequência cardíaca, o que, por sua vez, envia um sinal ao seu cérebro para desacelerar. O coração também responde às suas experiências mentais e emocionais. Imagine-se prestes a fazer um grande discurso e em como se sentiria. Se você ficar nervoso ou animado, seu cérebro enviará sinais ao coração para bater mais rápido.

Essa conexão é o motivo pelo qual ser "jovem de coração" pode ajudá-lo a ser "jovem de cérebro". O que acontece no seu coração pode impactar seu risco de uma ampla variedade de condições de saúde cerebral, desde demência até depressão e ansiedade. Em suma, sem um coração saudável, é praticamente impossível ter um cérebro saudável e jovem.

Entre o Coração e o Cérebro Há uma Via de Mão Dupla

O nervo vago* não é a única conexão entre o coração e o cérebro. Seu sistema circulatório, ou cardiovascular, tem 106 mil quilômetros de extensão. A circunferência da Terra é de cerca de 40 mil quilômetros. Isso significa que seu sistema circulatório poderia dar duas voltas ao redor do globo. Com cada batimento cardíaco, você bombeia nutrientes, oxigênio, dióxido de carbono e hormônios ao longo desses 106 mil quilômetros de vasos, veias e artérias. Uma função crítica desse sistema é conectar o coração e o cérebro. Embora o cérebro pese pouco mais de 1 quilo, uma pequena fração do peso corporal total, ele consome cerca de 20% do oxigênio produzido a cada batida do coração. Quando você pensa intensamente, seu cérebro recebe um aumento de oxigênio, já que a energia necessária para seu funcionamento deriva do oxigênio. E como as células cerebrais têm uma reserva muito pequena elas precisam ser constantemente

* O nome *vago* vem do termo latino *vagus*, que significa "vagar", e é uma alcunha apropriada. O nervo vago é o mais longo dos nervos cranianos e "vagueia" da parte de trás do cérebro até o coração, descendo até o intestino. Falaremos mais sobre o nervo vago no Capítulo 4, "A Conexão Intestino-Cérebro".

reabastecidas para se comunicar, criar memórias, pensar e fazer todas as outras incríveis tarefas que o cérebro desempenha. Sem o coração bombeando oxigênio para ele, a sobrevivência dele seria impossível.

Doenças cardíacas são a principal causa de morte no mundo. A cada 36 segundos, alguém morre de doença cardiovascular nos Estados Unidos.[3] Além disso, a doença cardíaca é uma das principais forças motrizes da disfunção cerebral. As evidências para a conexão entre a saúde do coração e do cérebro são esmagadoras. A doença coronariana está associada a um risco 40% maior de demência, e a insuficiência cardíaca duplica o risco de demência.[4] O fluxo reduzido de sangue para o cérebro está correlacionado com o acúmulo de emaranhados de tau, os resíduos que se formam dentro das células cerebrais.[5] Além do mais, um AVC pode aumentar a produção de placas no cérebro associadas ao Alzheimer.[6] Da mesma forma, doenças cardiovasculares não tratadas, pressão alta, fibrilação atrial e tabagismo privam o cérebro de oxigênio e são fatores de risco significativos para Alzheimer, demência, depressão, ansiedade e disfunção cerebral.[7] Se o coração e os vasos sanguíneos estiverem danificados, é muito provável que os vasos do cérebro também estejam.

Vemos a importância da conexão coração-cérebro de muitas maneiras surpreendentes. A geração dos "baby boomers" teve desempenho *inferior* em seus testes de memória do que qualquer outra nos últimos 150 anos.[8] Uma razão crítica para esse declínio na *memória* é o impacto da prevalente doença *cardíaca*. Se as células cerebrais não recebem oxigênio constantemente, elas não conseguem formar novas conexões onde novas memórias serão armazenadas. Além disso, essa investigação acompanhou os participantes por seis anos e relatou que as pessoas com coração saudável tiveram um desempenho significativamente melhor em testes de memória e cognição durante o estudo. Em contraste, aqueles com saúde cardíaca de baixa qualidade tiveram um declínio significativo na memória e no funcionamento executivo — a capacidade de organizar o dia mediante planejamento, foco, lembrança de instruções e realização de várias tarefas simultâneas.[9]

A relação entre o coração e o cérebro é uma via de mão dupla. Por exemplo, depressão e ansiedade pioram o prognóstico da doença cardíaca. Por sua vez, a doença cardíaca aumenta o risco de depressão e ansiedade.[10] Da mesma forma, embora não seja surpresa que, quando você está nervoso, sua frequência cardíaca aumenta, e ter uma frequência anormalmente elevada pode enviar sinais ao cérebro que criam ou amplificam a sensação de ansiedade. Controlar a nossa respiração por meio de exercícios respiratórios calmantes reduz a frequência cardíaca elevada e envia sinais de calma ao cérebro. Discutiremos em detalhes no Capítulo 9 como a depressão e a ansiedade, quando não tratadas de forma eficaz, podem envelhecer o cérebro.

Se você voltar ao Capítulo 1 e aos estudos com centenários que tinham um bom número de placas e emaranhados em seus cérebros, mas sem perda significativa de memória, recordará que eles por si só não são uma rota direta para a demência. De fato, mesmo com o acúmulo de lixo cerebral, o risco de desenvolver Alzheimer é menor se tiver um coração saudável e maior se tiver alguma doença cardiovascular. Esse é um dos mecanismos compensatórios pelo qual um coração saudável pode tornar o cérebro resistente ao lixo cerebral. Pesquisadores analisaram 395 estudos e identificaram 21 fatores que mitigam o risco de Alzheimer e demência. *Dois terços* das medidas preventivas estavam relacionadas à saúde do coração.[11]

A Conexão Coração-Imunidade

Como era de se esperar, dadas as conexões tanto entre o sistema imunológico e o cérebro quanto entre o coração e o cérebro, este sistema também desempenha um papel crucial na saúde cardíaca. A inflamação causada por um sistema imunológico hiperativo pode danificar artérias e vasos sanguíneos no coração e no cérebro. Um estudo constatou que pessoas com doenças autoimunes tinham 53% mais chances de serem hospitalizadas devido a doenças cardiovasculares e tinham 29% mais chances de desenvolver demência vascular causada pelo fluxo sanguíneo insuficiente para o cérebro do que pessoas sem doenças autoimunes.[12] É importante observar que, no estudo, nem todas as doenças autoimunes foram associadas a um aumento na demência. Por exemplo, aqueles com artrite reumatoide tinham um risco 10% menor de desenvolver demência. Os autores do estudo teorizam que os medicamentos usados para tratar a artrite reumatoide reduzem a inflamação e, portanto, podem reduzir o risco de demência.[13]

Sete Fatores de Risco para Problemas Cardíacos e Cerebrais

Uma vez que a saúde do coração e do cérebro estão interligadas, como podemos manter o sistema circulatório — coração, sangue e vasos sanguíneos — o mais saudável possível? Estas são as sete áreas onde proteger o seu coração significará proteger o seu cérebro:

1. Colesterol
2. Pressão arterial
3. Frequência cardíaca
4. Glicemia
5. Homocisteína
6. Tabagismo
7. Peso

1. Colesterol

Quando ouvimos a palavra *colesterol*, frequentemente a associamos a algo não saudável, como frituras. Mas o colesterol é fundamental para a saúde do cérebro e do sistema nervoso. Como discutimos no Capítulo 1, a mielina reveste as células cerebrais, e é composta de colesterol. Além disso, os neurotransmissores dopamina e serotonina utilizam o colesterol para se comunicar. Portanto, precisamos dele! É tudo uma questão de equilíbrio. Basicamente, existem dois tipos principais de colesterol: o bom (HDL) e o ruim (LDL). Um estudo de 2021 analisou quase duas décadas de dados e não encontrou associação entre os níveis de HDL e demência, mas encontrou uma associação significativa entre níveis elevados de LDL e demência.[14] É essencial monitorar os números tanto de HDL quanto de LDL por meio de exames de sangue para tentar manter esses números na faixa normal.

O colesterol LDL (lipoproteína de baixa densidade) acumula-se nas artérias e forma placas que bloqueiam o fluxo sanguíneo para o cérebro. A oxidação é o que faz um cano enferrujar; o acúmulo de LDL é como a oxidação nas artérias. Com certeza, você desejará controlar seus níveis de LDL, ainda mais porque há evidências que sugerem que níveis elevados dele também estão associados a um aumento na formação de placas no próprio cérebro.[15]

Já o HDL (lipoproteína de alta densidade) é o outro tipo de colesterol. Gosto de pensar nele como o Uber do colesterol. Ele circula na corrente sanguínea, capta o LDL e o leva ao fígado para ser processado. Queremos níveis mais altos de HDL para que ele recolha o colesterol ruim antes que este se fixe nas artérias. Pode ser difícil lembrar a diferença entre os dois tipos, então uma dica útil é focar a primeira letra: queremos manter o LDL *lá embaixo* e o HDL *hiperalto.*

Na Parte Três, discutiremos maneiras de manter seus níveis de colesterol dentro das faixas normais, mas aqui vai uma dica rápida de dois estudos diferentes publicados em 2021: nozes! Um estudo relatou que o consumo diário de meia xícara de nozes por dois anos reduziu o LDL.[16] Outro estudo relatou que pessoas com risco de doença cardiovascular que comeram nozes-pecãs por apenas oito semanas exibiram uma redução significativa no LDL.[17]

E Quanto às Estatinas?

As estatinas estão entre os medicamentos mais comuns usados para tratar o colesterol alto, mas menos da metade das pessoas que recebem a receita desse remédio o utilizam. Por quê? Parte do motivo são as manchetes alarmantes de que as estatinas prejudicam a memória ou aumentam o risco de demência. Uma análise abrangente publicada no *Journal of the American College of Cardiology* analisou mais de mil idosos. Por mais de seis anos, os pesquisadores mediram cinco áreas da memória usando treze métodos diferentes, incluindo exames cerebrais e testes de memória. O estudo não encontrou nenhuma ligação entre as estatinas e a perda de memória.[18]

Seu Documento Mais Importante: Exame de Colesterol

É crucial verificar os níveis de HDL e LDL. Certifique-se de incluí-los no Documento Mais Importante que você leva às consultas médicas regulares. Seu médico pode verificar esses níveis por meio de um exame de sangue chamado perfil lipídico. Interpretar os resultados pode ser um pouco complicado — os níveis ideais de HDL e LDL variam de pessoa para pessoa, dependendo do seu sexo e se você tem doença arterial coronariana (incluindo ataques cardíacos anteriores) ou diabetes. Sua equipe de saúde o ajudará a entender seus resultados.

De fato, se as estatinas forem usadas de maneira adequada, há evidências de que elas *protegem* contra o declínio da memória e a demência em algumas pessoas. Se você estiver tomando estatinas e notar qualquer mudança na memória ou cognição, informe imediatamente ao médico que as receitou.

Uma ressalva importante: um estudo publicado na *Diabetes/Metabolism Research and Reviews* descobriu que o uso prolongado de estatinas possibilitaria o risco de níveis elevados de açúcar no sangue e diabetes tipo 2.[19] Os autores do estudo afirmaram jamais sugerir que as pessoas parassem de tomar estatinas, pois seus dados mostram que os benefícios podem superar os riscos. No entanto, se você estiver tomando estatinas, monitore seu nível glicêmico. (Veja o quadro "Seu Documento Mais Importante: Exame de Glicemia" no Capítulo 7.)

2. Pressão Arterial

Seja baixa ou alta, a pressão arterial é um fator de risco para a disfunção cerebral. O sangue fornece oxigênio ao cérebro, e é vital enviar o suficiente para manter seus níveis de oxigênio saudáveis. Ao se levantar, você costuma sentir uma sensação de tontura ou vertigem? Em caso afirmativo, pode ser que tenha hipotensão ortostática causada por pressão arterial baixa. Quando a pressão arterial cai, o cérebro não recebe sangue suficiente.

Por outro lado, a pressão arterial alta danifica os vasos sanguíneos no cérebro (reduzindo seu tamanho) e pode causar manchas brancas, que podem indicar doença vascular. Aproximadamente 50% da população tem pressão alta — e muitas dessas pessoas não sabem disso. Mas a pressão arterial é algo que podemos controlar, e controlá-la no início e na meia-idade pode proteger o cérebro anos depois. Uma pressão arterial mais baixa pode reduzir em 7% o risco de desenvolver demência ao longo de 4 anos.[20] Um estudo analisou pessoas na faixa dos 30 anos e descobriu que uma leitura de pressão arterial de 110/70 estava correlacionada com um cérebro que aparentava ser mais jovem em comparação com uma leitura de 135/85.[21] Outro estudo observou um grupo de indivíduos com idades entre 18 e 30 anos e os acompanhou por 30 anos. Aqueles que tinham pressão alta no início da vida apresentaram envelhecimento precoce do cérebro na meia-idade.[22]

Uma Dica Rápida para Medir Sua Pressão Arterial

Ao medir a pressão arterial em casa ou na farmácia, meça-a em ambos os braços. Às vezes, a leitura pode ser imprecisa, e estudos mostraram que medir em ambos os braços fornece uma leitura muito mais precisa. Se você obtiver duas leituras completamente diferentes, repita uma terceira vez para obter uma leitura cujo resultado seja igual pelo menos duas vezes.

É Pressão Alta... ou Outra Coisa?

Quase 50% das mulheres desenvolvem pressão alta antes dos 60 anos, mas a condição pode passar despercebida ou ser diagnosticada erroneamente.[23] Sintomas como ondas de calor e palpitações são frequentemente associados à menopausa em vez de serem identificados como sintomas de pressão alta ou hipertensão. A pressão alta é um dos maiores fatores de risco de mortalidade para mulheres.[24] Ela pode começar por volta da menopausa, mas se não for tratada eficazmente, pode aumentar o risco de disfunção cerebral, doenças cardiovasculares e morte. Existem excelentes terapias de estilo de vida e medicamentosas para a pressão alta, desde que seja diagnosticada e tratada a tempo.

Por exemplo, usar um dispositivo de respiração por apenas 5 minutos por dia mostrou-se tão eficaz quanto exercícios aeróbicos ou medicação para baixar a pressão arterial.[25] Essa intervenção é chamada de treinamento muscular inspiratório (TMI) e funciona fortalecendo os músculos respiratórios, o que, por sua vez, reduz a pressão arterial. Um estudo descobriu que mulheres pós-menopáusicas que não estão tomando estrogênio suplementar não se beneficiavam de programas de exercícios aeróbicos da mesma forma que os homens em termos de saúde cardíaca.[26] O estudo analisou especificamente a função endotelial vascular, que é a saúde e a função das artérias. No entanto, pesquisadores descobriram que o uso do dispositivo TMI melhorou a função endotelial vascular tanto em mulheres quanto em homens. Após usar o dispositivo por 5 minutos por dia durante 6 semanas, os participantes apresentaram uma média de melhora de 45% na função endotelial vascular, ao passo que apresentaram menor inflamação e melhora na função cerebral e na aptidão física. Tudo isso indica o potencial do dispositivo para ajudar adultos que estão envelhecendo a prevenir doenças cardiovasculares. Estudos adicionais estão sendo realizados, mas vale a pena discutir esse dispositivo com seu médico.

3. Frequência cardíaca

Seu coração bate cerca de 115 mil vezes por dia, e a cada batida, envia aproximadamente 20% do oxigênio do seu corpo para o cérebro. A *única* maneira de fornecer ao cérebro o oxigênio de que ele precisa é ter um coração e vasos sanguíneos saudáveis.

Um estudo publicado em 2021 na revista *Alzheimer's & Dementia* acompanhou adultos mais velhos por 12 anos e descobriu que uma frequência cardíaca elevada de 80 batimentos por minuto ou mais enquanto em repouso estava correlacionada a um risco 55% maior de desenvolver demência, em comparação com aqueles com uma frequência cardíaca de repouso entre 60-69 batimentos por minuto.[27] (Embora tradicionalmente uma frequência cardíaca de repouso "normal" seja considerada de 60 a 100 batimentos por minuto, esse estudo sugere que, para adultos mais velhos, a faixa-alvo é menor, de 60 a 80 batimentos por minuto.) Como é fácil verificar e reduzir a frequência cardíaca, essa é uma maneira de melhorar a saúde do coração e do cérebro.

Um fator de risco para uma frequência cardíaca alta é a fibrilação atrial. Ela é causada por sinais elétricos caóticos que levam a um ritmo rápido e irregular, com uma frequência cardíaca que varia de 100 a 175 batimentos por minuto.[28] É um fator de risco para demência e declínio cognitivo, pois pode alterar a quantidade do fluxo sanguíneo fornecido ao cérebro.

Uma frequência cardíaca elevada, como mencionado anteriormente, aumenta a atividade do sistema nervoso, o que pode aumentar o risco de ansiedade e transtornos de saúde mental. Lembre-se: o cérebro está reagindo à frequência cardíaca. Uma frequência cardíaca elevada é como um alarme que diz ao cérebro para se preocupar — e uma frequência cardíaca e pressão arterial elevadas aumentam o risco de transtornos de ansiedade, transtorno obsessivo-compulsivo e esquizofrenia a longo prazo.[29]

4. Glicemia

O açúcar, ou glicose, alimenta todas as células do seu corpo e, como você pode imaginar, suas células cerebrais consome a maior parte. Apesar de representar apenas uma pequena fração do seu peso corporal total, seu cérebro utiliza metade do açúcar que entra no seu corpo.

As células cerebrais usam açúcar para produzir neurotransmissores, que permitem que você pense, lembre e se concentre. Baixos níveis de açúcar no sangue, ou hipoglicemia, dificultam a concentração e a atenção. Se o açúcar no sangue cair muito por muito tempo, isso pode causar danos ao cérebro.

Por outro lado, níveis elevados de açúcar no sangue danificam as paredes arteriais e podem levar à inflamação nas artérias. Essa inflamação também enfraquece as artérias, impedindo que elas forneçam sangue suficiente ao cérebro. No Capítulo 14, entraremos em mais detalhes sobre a questão do açúcar e forneceremos dicas para manter seu nível glicêmico saudável. Por enquanto, pense no açúcar como o combustível que você coloca no carro: ele é o combustível para o cérebro, o coração e o resto do seu corpo. É necessário abastecer o tanque — mas não a ponto de transbordar.

5. Homocisteína

O organismo precisa de um aminoácido chamado homocisteína para produzir proteínas, os alicerces da vida. Seu corpo produz homocisteína, mas também é possível obtê-la da carne. Em geral, a homocisteína é logo decomposta pelo organismo em outras substâncias necessárias, de modo que não há muito dela no sangue — ou, pelo menos, não deveria haver. Um dos fatores de risco evitáveis mais importantes e amplamente negligenciados para a demência é um nível elevado de homocisteína no sangue: níveis elevados contribuem para coágulos sanguíneos e danos aos vasos.

Se você tiver níveis elevados de homocisteína, seu plano de tratamento dependerá da causa subjacente. Uma das mais comuns é a deficiência de vitaminas — seu corpo precisa das vitaminas B6 e B12 e de folato para decompor a homocisteína. Se os níveis elevados de homocisteína estiverem associados a uma deficiência de vitaminas, há uma maneira simples de reduzi-los: incluir vitaminas do complexo B suficientes em sua dieta. As vitaminas B ajudam o corpo a obter energia dos alimentos que você ingere e também produzem glóbulos vermelhos.

Seu Documento Mais Importante: Exame de Homocisteína

Um simples exame de sangue pode determinar os níveis de homocisteína; adicione-o à lista de exames a serem pedidos ao seu médico na próxima consulta. Níveis saudáveis de homocisteína costumam ficar entre 5 e 15 micromoles por litro; os homens tendem a ter níveis mais altos do que as mulheres, e os níveis podem aumentar naturalmente à medida que envelhecemos. Seu médico pode trabalhar com você para identificar a causa da homocisteína elevada e elaborar um plano para reduzi-la.

Alimentos Ricos em Vitaminas do Complexo B

- Batata-doce
- Amêndoas
- Amendoins
- Atum
- Sardinhas
- Ovos
- Vegetais de folhas verdes
- Leite
- Ostras, mariscos, mexilhões
- Leguminosas

As vitaminas B podem ser aumentadas tanto por meio de alimentos quanto por suplementos. Para melhorar a absorção de vitaminas B, é fundamental incluir ômega-3 suficiente, presente em alimentos como abacate, salmão, nozes e azeite de oliva (discutiremos as gorduras saudáveis no Capítulo 14).

6. Tabagismo

Não é surpresa que fumar aumente o risco de doenças cardíacas e disfunção cerebral. Embora o tabagismo seja frequentemente associado a algo que ajuda a relaxar, aliviando a tensão, ele na verdade interfere na química cerebral que equilibra o humor. Assim, fumar amplifica sentimentos de estresse e ansiedade, aumentando em 30% o risco de os fumantes desenvolverem demência e em 40% o risco de desenvolverem Alzheimer em comparação com os não fumantes.[30] Os fumantes também colocam em risco aqueles ao seu redor: cerca de 1 bilhão de fumantes no mundo geram a fumaça do fumo passivo. Essa fumaça contém 7 mil químicos, centenas deles tóxicos — e pelo menos 70 deles podem causar câncer.[31] Cerca de 1 milhão de pessoas morrem a cada ano em todo o mundo devido ao fumo passivo.[32]

E existe o fumo terciária. Nesse caso, não temos a fumaça, e sim o resíduo do cigarro que cria aquele odor característico em roupas ou em um ambiente. Esse resíduo isolado pode emitir substâncias químicas tóxicas.[33] Aqui vai uma dica: se puder escolher entre um quarto para não fumantes e um para fumantes em um hotel, escolha o para não fumantes.

7. Peso

Em homens e mulheres com mais de 50 anos, o excesso de peso está associado a um maior risco de desenvolver demência. (Em mulheres, a associação é ainda mais marcante: mulheres mais velhas com um acúmulo significativo de gordura abdominal têm um risco 39% maior de desenvolver demência em 15 anos, em comparação com mulheres com uma circunferência normal de cintura com base na altura e estrutura.[34]) A gordura abdominal, ou gordura visceral, pode liberar substâncias inflamatórias, além de prejudicar o metabolismo e a liberação de hormônios. A obesidade também pode causar a diminuição do fluxo sanguíneo e da atividade cerebral.[35] Um fluxo reduzido de sangue ao cérebro é um dos principais indicadores da doença de Alzheimer e está associado a uma série de outros problemas, desde depressão, TDAH, transtorno bipolar e esquizofrenia até dependência. A prevalência da obesidade pode fornecer uma pista do motivo pelo qual os problemas cerebrais têm aumentado nos Estados Unidos: 40% dos norte-americanos são considerados obesos, e outros 30% estão acima do peso — o que equivale a quase *três quartos* dos norte-americanos.[36] O sobrepeso e/ou a obesidade são definidos como possuir um excesso de gordura corporal, que costuma ser medido em termos do índice de massa corporal (IMC) da pessoa.

O IMC é calculado tomando-se o peso da pessoa e dividindo-o pela altura em metros ao quadrado. A faixa "normal" é definida como de 18,5 a 24,9. Um IMC de 25 a 29,9 é considerado sobrepeso, ao passo que 30 ou mais é considerado obesidade. No entanto, o IMC não distingue o peso proveniente da gordura do peso proveniente de músculos. Uma pessoa pode ter um peso mais elevado devido à massa muscular, que é benéfica, e acabar com um IMC alto.

A relação cintura-altura é mais precisa que o IMC na identificação da obesidade.[37] Ela é calculada medindo-se tanto a circunferência da cintura quanto a altura em centímetros, dividindo a circunferência da cintura pela altura e multiplicando o resultado por 100. Um indivíduo corre um risco maior de doenças relacionadas à obesidade se tiver uma relação cintura-altura superior a 50%. Uma dica simples é manter a circunferência da cintura em menos da metade da sua altura. Por exemplo, alguém com 1,63 metros de altura deve manter uma cintura menor que 81,5 centímetros. Quando o peso corporal é reduzido para faixas normais como parte de uma intervenção abrangente para melhorar a saúde, também há uma melhora na memória e no desempenho em testes cognitivos.[38] (Não são apenas dieta e exercício que reduzem o risco de obesidade: bactérias intestinais, níveis hormonais, fatores ambientais e sono também podem desempenhar um papel nisso.)

Dito isso, um peso corporal mais alto não é por si só um indicador conclusivo de má saúde. O mais importante é não ficar obcecado com o número na balança. Em vez disso, considere a saúde como manter seus principais índices (como colesterol, pressão arterial, glicemia e outros que discutiremos ao longo deste livro) dentro da faixa normal.

Algumas Palavras Finais sobre a Saúde do Coração

Outra maneira de melhorar a saúde do coração? Atitude. Pessoas otimistas têm duas vezes mais chances de ter uma saúde cardiovascular ideal em comparação com aquelas que são pessimistas.[39]

Se nos cercarmos de pessoas otimistas, podemos reduzir nossos fatores de risco associados à doença de Alzheimer, à demência e ao declínio cognitivo.[40] E ter nossa própria perspectiva otimista também pode exercer um impacto positivo na nossa saúde geral! Os otimistas tendem a viver mais, com 50% a 70% mais chances de atingir os 85 anos do que aqueles que são menos otimistas.[41]

Estudos sugerem que é possível aprender a ser mais otimista — e que adotar uma perspectiva positiva de sua capacidade de aprender facilita a mudança.[42] Em outras palavras, você terá mais sucesso ao se tornar mais otimista quando estiver otimista em relação a aprender a ser otimista. Portanto, se você é pessimista e diz: "Não consigo aprender a ser mais otimista", provavelmente não conseguirá. É preciso acreditar que pode melhorar em pensar que pode. Isso foi cansativo, mas você entendeu.

Se você é mais pessimista, também tenho boas notícias — embora eu não tenha certeza se as verá como boas, sendo pessimista. Ser pessimista às vezes tem seus benefícios. Se formos otimistas demais, de forma irrealista, podemos nos expor mais à decepção.[43] Assim como muitos dos fatores que discutimos, trata-se de equilíbrio.

Se você sente que precisa de um estímulo rápido de otimismo, aqui vai uma dica que tem ajudado as pessoas a mudar de perspectiva. Pense em alguém com quem tem um relacionamento que lhe proporciona principalmente bons sentimentos, mas que também o deixa chateado, irritado ou frustrado. Talvez você diga que isso se aplica a quase todo mundo que conhece! Mas escolha uma pessoa e concentre-se nas qualidades dela que admira, ama e valoriza. Reserve um momento algumas vezes ao longo do dia para pensar nessa pessoa e se concentrar nas coisas que gosta nela, nas coisas que aprecia e que o deixam feliz. Praticar o ato de ver o lado bom dos outros tem se mostrado eficaz em tornar as pessoas mais otimistas.[44]

Espero que termine este capítulo com otimismo. Sabendo que seu cérebro e coração estão conectados, você sabe que pode melhorar a saúde do seu coração para proteger seu cérebro. Pequenas mudanças podem exercer um grande impacto. Agora que cobrimos as principais conexões entre seu sistema imunológico e coração, vamos à próxima peça do quebra-cabeça: seu intestino.

CAPÍTULO 4

A Conexão Intestino-Cérebro

"LISTEN TO YOUR GUT." ESTA É UMA EXPRESSÃO EM INGLÊS QUE pode ser traduzida como "confie no seu instinto". A tradução literal é "escute o seu intestino", que se origina daquelas sensações que temos no estômago em determinadas situações. E, de fato, estamos descobrindo uma verdadeira conexão entre o intestino e o cérebro que demonstra o quão sábia ela é. Acontece que o seu intestino é quase como um segundo cérebro. Ele contém 500 milhões de neurônios, ou células cerebrais, que se comunicam com o cérebro através do nervo que mencionamos no Capítulo 3 — o nervo vago. Essa comunicação é chamada de eixo intestino-cérebro, e essa conexão bidirecional é a razão pela qual, quando estamos nervosos, sentimos um frio na barriga: emoções, estresse, ansiedade e depressão se manifestam em sintomas gastrointestinais. E o que acontece no intestino pode impactar também o humor. Na verdade, pessoas com a síndrome do intestino irritável ou problemas intestinais têm mais chances de sofrer de ansiedade e depressão.

Não são apenas neurônios que fazem do seu intestino um segundo cérebro: as bactérias intestinais também desempenham um papel vital nessa conexão. Então, vamos falar dessas bactérias. Antes de você fechar o livro ou pular essa parte, prometo fazer deste capítulo o mais empolgante que já tenha lido a respeito de bactérias (sei que provavelmente não é um padrão muito alto).

Lamento informá-lo, mas você é metade humano, metade bactéria. Sua composição é de cerca de 37 trilhões de células humanas, mais ou menos. Além disso, possui cerca de 37 trilhões de bactérias vivendo dentro de você e na sua pele.[1] Todo esse conjunto bacteriano pesa cerca de

2,3 quilos. Talvez esteja pensando: *Como assim? Metade de mim é bactéria, mas elas só pesam isso?* Acontece que as células humanas são muito maiores do que as bacterianas. Portanto, para ser mais preciso, *em número de células*, você é metade humano e metade bactéria.

Para aprofundar, preciso fazer o que chamo de "Biologia do Ensino Médio em 30 Segundos". (Sempre que menciono biologia do ensino médio, é como se pudesse ouvir o desespero. Mas será rápido, e abordaremos alguns pontos principais.)

Bactérias são organismos unicelulares minúsculos. Elas possuem diversos formatos e tamanhos. Algumas são como pequenos círculos. Outras parecem linhas sinuosas. Às vezes, as bactérias têm uma espécie de cauda. Dentro do seu corpo, elas constituem o *microbioma* — um ecossistema microscópico de trilhões de bactérias, fungos e parasitas de diferentes espécies vivendo juntos dentro de você. Pense nisso como uma floresta onde convivem diferentes tipos de animais e plantas. O microbioma é fundamental para a nutrição, a imunidade e até mesmo para o desenvolvimento humano. Isso mesmo, as bactérias liberam substâncias químicas que ajudam a orquestrar o desenvolvimento do feto. Isso é que é simbiose de verdade. Um microbioma não saudável está associado a doenças como diabetes, condições autoimunes e disfunção cerebral.

Bactérias e Vírus: Qual é a Diferença?

Bactérias não são vírus. Bactérias são células vivas que podem se reproduzir sozinhas. Vírus não estão vivos, são basicamente uma cápsula com material genético dentro; eles precisam penetrar (infectar) uma célula viva para se reproduzir.

O que Todas Essas Bactérias Estão Fazendo?

Todas essas bactérias devem estar fazendo algo, certo? Costumávamos pensar que elas não faziam muito bem; ou que estavam apenas de carona no nosso corpo ou nos prejudicando ativamente.

No entanto, agora entendemos que as bactérias em seu microbioma são fundamentais para a saúde mental e física de maneiras surpreendentes e importantes. É como aquele momento do filme, o personagem em que se percebe que o personagem que achava ser o vilão é, na verdade, o herói.

Sua pele está coberta por mais de 1,5 trilhões de bactérias agora. Antes que você fique morrendo de nojo, saiba que grande parte dessas bactérias são benéficas. Chamaremos de bactérias "boas" aquelas necessárias para nossa sobrevivência e bem-estar. Essas bactérias boas em sua pele comem mofo. Se não fossem por elas, você pareceria um pão mofado. (Ok, admito que tudo ficou ainda mais nojento. Desculpe. Às vezes precisamos aceitar que estamos cobertos de bactérias ou mofo.)

Essas bactérias boas vivem sobre e entre suas células humanas, como vizinhos amigáveis e pacíficos. Embora estejamos cobertos delas, a maioria das bactérias das quais falaremos neste livro reside no intestino grosso. Obviamente, as bactérias que vivem fora do seu intestino também contribuem para a sua saúde, mas você tem mais delas no intestino do que em qualquer outro lugar do corpo. E, em termos de saúde cerebral e imunológica, as bactérias do seu intestino são as mais impactantes.

Seu Acordo com as Bactérias Intestinais

Você e suas bactérias intestinais chegaram a um arranjo mutuamente benéfico. Você lhes dá um lugar para viver com temperatura e umidade ideais e uma abundância de comida. Em troca, elas dão suporte às suas funções corporais, incluindo o metabolismo, a produção hormonal e a função imunológica. Por exemplo, o paracetamol faz efeito em você? A eficácia dos medicamentos, em geral, pode depender dos tipos de bactérias presentes no seu intestino. Algumas pessoas têm bactérias que fragmentam o paracetamol em pedaços pequenos o suficiente para que seus ingredientes ativos passem do intestino para a corrente sanguínea e aliviem a dor. Outras pessoas não têm essas bactérias ou não têm o suficiente delas, de maneira que não recebem o benefício analgésico.

De 10% a 30% dos pacientes com depressão grave não respondem a medicamentos antidepressivos. Isso sempre foi frustrante e enigmático.

Um estudo de 2021 descobriu que certos medicamentos antidepressivos, como a duloxetina, não funcionam em alguns indivíduos devido às bactérias em seus microbiomas. Os pesquisadores descobriram que certos tipos de bactérias intestinais consomem o medicamento, não permitindo que ele seja absorvido pela corrente sanguínea. Nesses casos, o benefício terapêutico do medicamento pode ser significativamente diminuído.[2]

Outro exemplo: você é um chocólatra? Acontece que, se for viciado em chocolate, um elemento desse sentimento é o resultado de certos tipos de bactérias em seu intestino liberando substâncias químicas que impactam suas papilas gustativas e induzem desejos. Se você não for fã de chocolate, isso provavelmente se dá porque não tem esses tipos de bactérias, ou uma abundância delas, no intestino. Na próxima vez que tiver vontade de comer chocolate, considere que talvez sejam as bactérias no seu intestino que estão sentindo esse desejo.[3]

Esses são apenas alguns exemplos dos impactos surpreendentes das bactérias intestinais. Elas também desempenham um papel crítico na nutrição e no metabolismo. Consumimos uma ampla variedade de alimentos. Alguns, como açúcares simples, são facilmente digeridos — e nosso corpo absorve os nutrientes. Outros alimentos, com fibras, por exemplo, são mais difíceis de digerir, e os nutrientes necessários são mais difíceis de extrair. Nesse caso, as bactérias que vivem no seu intestino digerem o alimento e liberam os nutrientes para que eles possam atravessar a parede intestinal e entrar na corrente sanguínea.

De Onde Vêm Nossas Bactérias?

A maneira como nascemos desempenha um papel na formação de nossas colônias iniciais de bactérias. Bebês nascidos de parto normal obtêm grande parte de suas bactérias iniciais no canal de parto.[4] Já os bebês nascidos por cesariana recebem suas bactérias iniciais a partir das que estão presentes na sala de cirurgia. Nos anos seguintes, o corpo do bebê será o cenário de uma batalha ao estilo Velho Oeste para determinar quais das diferentes cepas e espécies de bactérias habitarão o intestino. Os impactos na saúde de partos vaginais *versus* cesarianas não são completamente claros, mas um estudo de 2020 descobriu que bebês nascidos por cesariana têm um risco maior de desenvolver artrite reumatoide, doença celíaca e doença inflamatória intestinal até quarenta anos após o parto.[5] No entanto, outro estudo de 2020 descobriu que a amamentação repõe as bactérias intestinais ausentes em bebês nascidos por cesariana e reduz o risco de infecções nos primeiros anos de vida.[6] O leite materno está cheio de bactérias boas.

Alguns dos fatores que determinam quais bactérias permanecem no intestino incluem viver em ambientes rurais ou urbanos, tempo de lazer ao ar livre, medicamentos, animais de estimação e dieta. Ao longo da vida, os tipos de bactérias podem ser alterados por mudanças no ambiente e na dieta. Essas alterações podem ser benéficas ou prejudiciais à saúde.

As bactérias intestinais fazem mais do que apenas digerir a comida. Elas também:

- Ajudam a controlar seu peso e metabolismo (lembre-se da conexão entre peso e saúde cerebral que abordamos no Capítulo 3).
- Auxiliam no equilíbrio do seu sistema imunológico (o que discutimos no Capítulo 2).
- Produzem certas vitaminas, micronutrientes essenciais que nosso corpo não consegue produzir sozinho (em especial, as vitaminas do complexo B, abordadas no Capítulo 3).
- Desempenham um papel surpreendente na saúde do nosso cérebro (o que estamos prestes a explorar!).

Bactérias e o Eixo Intestino-Cérebro

Neurotransmissores como a serotonina e o GABA são produzidos no intestino por bactérias — na verdade, a vasta maioria da serotonina do corpo é produzida no intestino. No cérebro, esses neurotransmissores regulam emoções como felicidade, medo e ansiedade. Assim, os tipos e as quantidades de bactérias intestinais podem influenciar os estados emocionais. As bactérias do intestino também produzem elementos químicos no intestino, como o butirato, que afeta a função cerebral e imunológica. Por exemplo, o butirato tem propriedades anti-inflamatórias e protege as células cerebrais.[7]

A primeira indicação de que as bactérias intestinais afetavam o cérebro veio de um estudo pioneiro com camundongos publicado em 2011, sugerindo que certos tipos dessas bactérias poderiam ter um efeito mais calmante no cérebro, ao passo que outras bactérias podem desempenhar um papel na ansiedade.[8] Os camundongos têm personalidades diferentes. Alguns são aventureiros e destemidos, ao passo que outros são tímidos e cautelosos. Os cientistas se perguntaram: *E se pegássemos as bactérias intestinais de um camundongo aventureiro e as transplantássemos para o intestino de um camundongo tímido, e transferíssemos as bactérias intestinais do tímido para o aventureiro?*

Quando fizeram isso, o camundongo destemido apresentou um comportamento mais tímido, e o camundongo tímido tornou-se mais ousado do que o esperado. Os pesquisadores também descobriram que, quando o nervo vago foi cortado *e* as bactérias intestinais foram trocadas, as personalidades dos camundongos não mudaram. Isso indicou que o nervo vago era o método essencial de comunicação entre as bactérias intestinais e o cérebro.

Pense no nervo vago como uma corda de violão. Se essa corda for tocada rapidamente, isso pode causar sensações estimulantes que levam à ansiedade. Por outro lado, ela pode ser acalmada com um ritmo mais lento. Diferentes espécies de bactérias liberam fatores estimulantes ou calmantes que afetam o nervo vago. Esta é apenas uma das maneiras pelas quais o que acontece com as bactérias intestinais pode afetar seu humor. (Estudos subsequentes revelaram uma ligação em humanos entre os tipos de bactérias no intestino e distúrbios cerebrais, como ansiedade, depressão e esquizofrenia.[9])

Como o intestino e o cérebro se comunicam? Normalmente, algo chamado de barreira hematoencefálica protege o cérebro de fatores que circulam no sangue. Pense nisso como uma cerca de segurança ao redor do cérebro, cujo objetivo é fazer com que nem tudo que entra na corrente sanguínea afete a função cerebral. Fatores liberados pelo microbioma *podem* penetrar a barreira hematoencefálica, impactando assim a função e o metabolismo cerebral e determinando quão seletiva será a barreira ao permitir a entrada de substâncias químicas, nutrientes e uma variedade de fatores no cérebro.[10] A capacidade do microbioma de atravessar essa barreira destaca o poder da conexão entre o intestino e o cérebro.

A conexão intestino-cérebro também é uma via de mão dupla — a informação viaja em ambas as direções. A ansiedade e o estresse, ou pensamentos ansiosos e estressantes, provocam a liberação de cortisol pela glândula adrenal na corrente sanguínea. Os níveis desse hormônio podem se acumular no intestino e promover o crescimento de bactérias nocivas, que enviam sinais via nervo vago de volta ao cérebro, criando um círculo vicioso. O excesso de cortisol no intestino incita o nervo vago, estimulando a liberação de ainda mais cortisol, promovendo sentimentos de estresse e ansiedade. Em alguns casos, o tratamento para problemas intestinais pode envolver o gerenciamento do estresse, e os tratamentos para estresse e ansiedade podem envolver intervenções na saúde intestinal. Nos próximos capítulos, discutiremos técnicas para otimizar a saúde do intestino a fim de melhorar a saúde do cérebro e vice-versa.

O mais importante para este capítulo, no entanto, é que, por meio de conexões nervosas, neurotransmissores e substâncias químicas, o que acontece no intestino pode afetar o humor, a memória e a forma como envelhecemos. As bactérias intestinais não só auxiliam na digestão, mas também melhoram a função imunológica, previnem a obesidade e até desempenham um papel quando uma pessoa tem a doença de Parkinson ou de Alzheimer, distúrbios autoimunes, ansiedade e depressão. Por exemplo, um estudo de 2020 confirmou que diferentes tipos e combinações de bactérias crescem no intestino de algumas pessoas com Alzheimer em comparação com aqueles que não têm a doença.[11] Há evidências de que certos tipos de bactérias nocivas liberam toxinas e materiais semelhantes a placas que podem sair do intestino e chegar ao cérebro, onde causam o tipo de dano associado à demência e ao Alzheimer.[12]

Quando as Bactérias Estão em Desequilíbrio: Inflamação e Problemas no Sistema Imunológico

Em um indivíduo saudável, há um equilíbrio entre bactérias boas e ruins. Algumas delas são perigosas, mas representam uma pequena proporção de todas as bactérias que vivem dentro de você. E à medida que continuamos aprendendo sobre as funções de diferentes bactérias, percebemos que algumas, inicialmente consideradas ruins, na verdade, nos beneficiam em quantidades adequadas, coexistindo com outras espécies. Se o equilíbrio geral entre as bactérias boas e ruins for perturbado, poderão surgir diversas doenças metabólicas e autoimunes. O sistema imunológico ajuda a evitar que o número de bactérias perigosas cresça demais e que elas causem danos.

Assim como no mercado imobiliário, às vezes tudo se resume à localização. O que chamamos de bactérias boas em uma parte do seu corpo pode ser prejudicial em outra. (Um exemplo disso é o excesso de bactérias no intestino delgado. Certos tipos de bactérias no intestino grosso podem ser úteis, mas se começarem a crescer no intestino delgado, isso poderá levar a dores estomacais e à má absorção de nutrientes. Essa condição é chamada de síndrome de supercrescimento bacteriano no intestino delgado, ou SCBID. Diversas condições subjacentes, como a síndrome do intestino irritável, a doença de Crohn, cirurgias intestinais, a cirrose hepática, o alcoolismo e a fibromialgia, aumentam o risco de SCBID. Essas condições podem aumentar o risco de bactérias migrarem do intestino grosso para o delgado ou de superpopularem o intestino delgado. Para destacar a complexidade dos diferentes tipos de bactérias, um estudo identificou 141 cepas diferentes que podem causar sintomas de SCBID.[13] Há evidências de que a SCBID pode aumentar o risco de "nevoeiro cerebral", um termo geral para dificuldade de concentração, confusão e problemas de memória.[14])

A inflamação pode causar uma variedade de sintomas, desde dor e sensibilidade até nevoeiro cerebral. E qual pode ser a causa? Mais uma vez, as bactérias desempenham um papel nisso. (Se você responder praticamente qualquer pergunta feita neste capítulo com "bactérias", há uma boa chance de acertar.) As bactérias revestem seu intestino e agem como um segurança de uma boate exclusiva, permitindo apenas a passagem de nutrientes para a sua corrente sanguínea: essas são as bactérias "boas". Algumas bactérias intestinais não são tão criteriosas.

Um intestino não saudável pode ter um excesso de bactérias "nocivas", que excretam substâncias químicas que aumentam a inflamação e danificam o seu revestimento. Quando isso acontece, ele deixa de ser uma barreira eficaz e permite que toxinas e resíduos vazem para o corpo. Um intestino permeável também pode permitir que fragmentos grandes de alimentos não digeridos entrem na corrente sanguínea. O sistema imunológico reconhece essas toxinas, esses resíduos e esses fragmentos de alimentos como corpos estranhos e tenta eliminá-los, causando inflamação. Essa inflamação é um fator nas doenças autoimunes, como lúpus, esclerose múltipla, artrite reumatoide, doenças cardíacas, diabetes e obesidade. A inflamação pode se espalhar e também atacar o cérebro, levando ao envelhecimento precoce deste e aumentando o risco de disfunção cerebral. Imagine o cérebro sendo atacado e você terá uma ideia de como a inflamação pode causar sérios danos a ele. O microbioma está emergindo como um fator crítico na doença de Parkinson. Sintomas gastrointestinais geralmente precedem os da doença. Esses sintomas podem estar relacionados a um desequilíbrio nas bactérias intestinais, que podem contribuir para a inflamação no intestino e no cérebro na doença de Parkinson.[15] Há ainda evidências sugerindo que, especificamente na doença de Alzheimer, o microbioma pode estimular a microglia, aumentando assim a inflamação no cérebro, o que pode desempenhar um papel no declínio cognitivo.[16]

Costumávamos pensar no sistema imunológico como um exército complexo projetado para protegê-lo de tudo que não fosse você. Como encaixamos isso em nossa nova compreensão de que cerca de metade de você não é você, visto que metade sua é composta por células bacterianas?

Como o seu sistema imunológico sabe que não deve se livrar das bactérias do tipo segurança porque elas estão efetivamente impedindo que toxinas entrem na sua corrente sanguínea? Como o sistema imunológico sabe quais bactérias ou vírus eliminar e quais proteger?

Se você é fã de maratonar séries como *Lei & Ordem* ou *The Blacklist*, sabe que os detetives muitas vezes usam um informante para ajudá-los a resolver crimes. Pense no detetive como o sistema imunológico e imagine o informante como as bactérias. Elas ensinam e treinam o sistema imunológico. As bactérias boas dirão ao sistema imunológico quais outras bactérias boas preservar e quais bactérias nocivas remover. Por outro lado, bactérias ruins podem fornecer informações incorretas e dizer ao sistema imunológico para remover bactérias boas e proteger as ruins. Algumas bactérias simplesmente não são confiáveis!

Resumindo: queremos que as bactérias boas, que nos protegem, prosperem em nossos intestinos e queremos minimizar o crescimento de bactérias nocivas. Um intestino saudável é preenchido com diversas espécies de bactérias. Por diversas, referimo-nos a uma grande variedade de cepas bacterianas. À medida que envelhecemos, tendemos a perder a diversidade do nosso microbioma intestinal, o que pode causar estragos em nossa saúde intestinal, cerebral e imunológica. Criamos um microbioma diversificado através do que comemos. Detalho como fazer isso no Capítulo 14, mas, por enquanto, o importante é lembrar que precisamos valorizar a saúde de nossas bactérias como uma parte crucial da nossa saúde mental e física.

Cuidando das Suas Bactérias Intestinais

Embora a dieta faça uma grande diferença na saúde do seu microbioma, cuidar das bactérias intestinais não se resume apenas à alimentação. Por exemplo, antibióticos são maravilhas modernas da medicina, mas podem matar bactérias de forma indiscriminada, eliminando tanto as boas quanto as ruins. Portanto, é extremamente importante usá-los apenas quando necessário e somente conforme orientação médica. Isso também vale para todos os medicamentos, queremos usá-los quando precisarmos, mas evitá-los quando não precisamos. Se um antibiótico lhe for receitado, é fundamental perguntar ao médico se deverá tomar probióticos com o antibiótico para repor as bactérias boas perdidas. É importante considerar também a inclusão de alimentos probióticos e prebióticos na dieta durante o uso deles. Um estudo relatou que tomar probióticos com antibióticos reduziu o risco de problemas estomacais relacionados ao uso de antibióticos.[17] (Se você ainda não está familiarizado com prebióticos e probióticos, não se preocupe, eles serão abordados no Capítulo 14.)

Da mesma forma, tenha cuidado com certos tipos de sabonetes. Sabonetes antibacterianos também podem eliminar as bactérias boas. Precisamos lavar as mãos, mas sabonetes antibacterianos são desnecessários (a menos que estejamos prestes a realizar uma cirurgia). Basta usar os tradicionais água e sabão.

Espero que, após este capítulo, você passe a ter um carinho especial pelas bactérias, como eu tenho. Ou, pelo menos, que passe a vê-las com mais apreço. A mensagem mais importante é que as bactérias são uma peça do quebra-cabeça da nossa saúde mental e física. Embora não seja a única, é uma peça muito importante. Portanto, cuide bem das suas bactérias intestinais. Elas estão fazendo coisas incríveis para protegê-lo e nutri-lo. Alimente as bactérias boas. Deixe as bactérias ruins passarem fome. Lembre-se, você e suas bactérias estão juntas nessa jornada. Espero que você e suas bactérias intestinais apreciem sua próxima refeição!

CAPÍTULO 5

Como a Memória Funciona

STEPHEN WILTSHIRE PODE FAZER UM PASSEIO DE HELICÓPTERO de 15 minutos sobre uma cidade em que nunca esteve, sem câmera ou anotações, e, após esse curto voo, fazer um desenho detalhado dela com incrível precisão.[1] Quando Stephen sobrevoou brevemente o Panteão, ele foi capaz de incluir o número exato de colunas em seu desenho. Ele é um gênio, o que significa que ele tem uma capacidade de memória sobre-humana, mas, ao mesmo tempo, tem dificuldade com a memória cotidiana e com a comunicação. Ainda é um mistério como Stephen faz *seus* desenhos baseados na memória, o que destaca a complexidade do cérebro humano e o quanto ainda estamos descobrindo de suas habilidades. Porém, prodígios da memória têm nos ajudado a avançar significativamente na nossa compreensão de como a memória funciona e como melhorá-la. Existem também campeões de memória, como Alex Mullen, que levou 20 segundos para memorizar a ordem de um baralho de cartas. Depois, Mullen memorizou a ordem de 3 mil números.[2] Você pode pensar: "*Não vou precisar memorizar baralhos de cartas tão cedo (ou pelo menos até minha próxima viagem para Las Vegas), então o que Stephen e Alex têm a ver comigo? Eu só quero lembrar onde coloquei meu telefone.*" Mas entender como o cérebro funciona e como as memórias são formadas nos permite usar algumas das técnicas inteligentes dos campeões de memória para lembrar coisas do dia a dia, desde onde estacionamos o carro ou onde colocamos as chaves até o nome de pessoas e onde está aquele papel importante pelo qual tivemos que revirar a casa para encontrar. Essas técnicas podem ainda ser usadas para melhorar a memória na escola ou no trabalho. Truques de memória são baseados na ciência de como elas são criadas.

Sua Notável Memória

Pequenas coisas, muitas vezes negligenciadas e que você faz todos os dias, destacam o quão incrível é a sua memória. Segue um rápido exemplo: se é capaz de digitar sem olhar para o teclado, provavelmente pode fazer isso com facilidade e rapidez apenas com uma série de movimentos dos dedos. Mas pode me dizer especificamente quais dedos pressionam que letras? A maioria das pessoas não consegue. Esse é um exemplo de como sua memória é excelente em saber coisas que você não consegue articular.

Manter o cérebro jovem lhe permite continuar gerando memórias novas e acessando as antigas. Você pode pensar na sua memória como uma câmera de vídeo: quando deseja revisitar uma memória, basta apertar o botão de replay. Embora essa seja uma avaliação intuitiva comum da memória, não é assim que elas são feitas e recuperadas.[3] E embora frequentemente digamos a nós mesmos que "simplesmente nos lembraremos" de algo importante, isso não necessariamente fará uma memória permanecer, muitas vezes, é necessário mais esforço e trabalho. Ao entender as principais estruturas cerebrais e como elas funcionam, podemos realmente melhorar e fazer a manutenção da nossa memória.

Três Aspectos-Chave da Memória

Existem três tipos de memória: registro sensorial, memória de curto prazo e memória de longo prazo. O registro sensorial ocorre quando o cérebro coleta informações do nosso ambiente por meio dos sentidos. Um exemplo dessa memória efêmera é quando você assiste aos fogos de artifício e vê os rastros de luz assim que eles desaparecerem. Esse tipo de memória é fascinante, mas para potencializar a memória, nos concentraremos nos outros dois.

Criamos e lembramos memórias por meio de processos chamados codificação, armazenamento e recuperação. Descobri, ao falar desse assunto, que existem aspectos-chave da memória que podem ser muito úteis e melhorar significativamente nossa capacidade de lembrar. São eles:

1. Verdadeiro foco ou atenção
2. Memória de curto prazo
3. Memória de longo prazo

Se pulamos ou passamos de forma ineficaz por qualquer um desses aspectos, provavelmente não nos lembraremos da informação.

1. Verdadeiro Foco ou Atenção

Enquanto lê ou ouve esta página, há muitas coisas servindo de estímulo ao seu redor. Esteja você sozinho em uma cabana tranquila a quilômetros da civilização ou lendo isto em um ônibus lotado tentando não sentir o cheiro da pessoa ao seu lado, seu cérebro (e nariz) tem que lidar com muita coisa. Se estiver sentado ou em pé, seu cérebro deve processar a pressão dos seus pés contra o chão ou a sensação da sua cadeira. Ele também registra a temperatura do ambiente e até o menor ruído de fundo. Neste momento, ele está suprimindo grande parte da sua consciência para se concentrar apenas nessas informações. Se não fosse assim — ou se estivesse focado em informações sensoriais que deveriam ser apenas ruído de fundo —, você perderia a oportunidade de criar uma memória com informações significativas. É como quando você tenta estudar para uma prova, e seu cérebro decide que esse é o momento perfeito para analisar o aspecto do seu carpete. Tudo se resume ao fato de que não podemos criar uma memória consciente se não bloquearmos todos os estímulos não essenciais ao nosso redor e prestarmos verdadeira atenção. No processo de criação de uma memória, o verdadeiro foco ou atenção é um passo entre o registro sensorial e a memória de curto prazo. O verdadeiro foco é o que sinaliza para o cérebro que ele deve tentar criar uma memória. E é crucial entender que a capacidade do cérebro de se concentrar é limitada.

Dê uma olhada em quase qualquer foto de Steve Jobs dos anos 1990 a 2010. Ele vestia praticamente a mesma roupa todos os dias: jeans azul e uma camisa de gola alta preta. Por que um homem que poderia ter um armário cheio de opções escolheria o mesmo traje todos os dias?

Steve Jobs tinha uma compreensão de seu córtex pré-frontal (CPF), a parte do cérebro que controla o foco. No Capítulo 1, vimos brevemente as partes do cérebro. Deve-se lembra r de ter lido sobre o córtex cerebral (a matéria cinzenta na superfície do cérebro) e o lobo frontal. O CPF faz parte do córtex cerebral, ele cobre a parte frontal do lobo frontal. O CPF fica logo atrás da testa.

O CPF — e, portanto, sua capacidade de focar — é um recurso limitado. Pense nele como a bateria do seu celular depois de desconectá-la do carregador: você começa o dia com carga total, mas a bateria vai se esgotando à medida que a utiliza. Jobs percebeu isso e decidiu que não desperdiçaria parte de sua "bateria mental" decidindo o que vestir. Ao usar sempre a mesma roupa, ele economizava energia e seu CPF para coisas que considerava mais importantes. Não estou sugerindo que todos usemos a mesma roupa todos os dias (embora, como Jobs, haja pessoas que fazem isso e garantem a economia de energia mental).[4] No entanto, é importante determinar quais distrações e decisões você pode eliminar para não desperdiçar o precioso recurso do foco. Crie uma rotina matinal, faça sua lista de tarefas na noite anterior ou escolha suas roupas antes de dormir para economizar energia para se concentrar.

2. *Memória de Curto Prazo*

Já aconteceu de conhecer alguém e, então, dizer a si mesmo: "Vou lembrar o nome desta pessoa"? Então essa pessoa lhe diz como se chama, e o nome desaparece no ar. Quando as pessoas começam a ter esses lapsos normais de memória, muitas vezes começam a entrar em pânico. As falhas na memória de curto prazo estão relacionadas à parte do cérebro chamada hipocampo. (Na verdade, os humanos têm dois hipocampos, um em cada lobo temporal). O cérebro humano evoluiu ao longo de centenas de milhares de anos para se manter organizado e não acumular informações inúteis e distrativas demais. As novas informações vão primeiro para o hipocampo, é como uma sala de espera onde seu cérebro decide o que é importante ou não. Informações importantes são transferidas para outras áreas para o armazenamento de memória de longo prazo. Se o seu cérebro determinar que as informações não são importantes, elas serão descartadas e você não se lembrará delas. Se ele não as descartasse nessa etapa, ele apenas se encheria com muitas coisas inúteis e não funcionaria de forma eficaz.

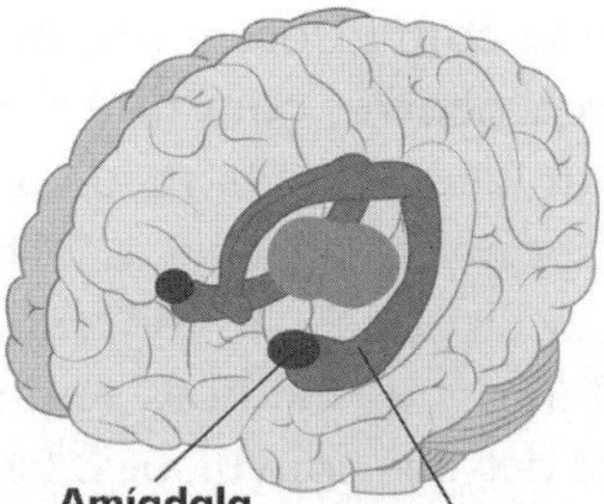

O Jato de Dopamina

Quer impulsionar seu foco? Dê ao cérebro um jato de dopamina. A dopamina é um neurotransmissor — uma substância química liberada pelas células cerebrais que transmite mensagens para outras células cerebrais e para células musculares e glandulares.

O cérebro libera dopamina quando somos surpreendidos ou confrontados com algo novo e que nunca experimentamos antes. Como a dopamina nos faz sentir bem, nosso cérebro se concentra melhor na tarefa, buscando mais dopamina. Presume-se que nossos antepassados que não prestavam atenção a coisas novas ou inesperadas — como as pegadas de um predador perto da aldeia — poderiam se ferir ou perder a oportunidade de aprender algo importante.[5] O jato de dopamina os deixava alertas. Hoje em dia, a maioria de nós provavelmente não encontrará um tigre em nossa caminhada matinal (e se encontrar, talvez desejará mudar de endereço), mas nosso cérebro ainda libera dopamina quando encontramos algo novo. A novidade pode ser tão simples quanto caminhar por uma rua nova, cozinhar uma nova receita, adotar um novo hobby ou cantar uma nova música. Experimente mudar de cenário: trabalhe em um cômodo diferente se trabalha em casa ou encontre uma nova cafeteria. É por isso que, muitas vezes, temos ótimas ideias nas férias e um relacionamento pode ser revitalizado em uma viagem — a liberação de dopamina nos ajuda a nos concentrar mais em um problema ou um no outro.

A memória de curto prazo não retém algo que aconteceu ontem ou uma semana atrás. *Sua memória de curto prazo dura apenas de 7 a 20 segundos*. Isso mesmo: você consegue reter informações novas no seu cérebro por cerca de 7 a 20 segundos. Sabemos disso graças a um dos pacientes mais famosos na área da ciência do cérebro, Henry Molaison, mais conhecido como H.M. Nascido em 1926, H.M. teve uma infância normal até começar a ter epilepsia (atribuída a um acidente de bicicleta aos 7 anos de idade). De início, ele tinha convulsões leves, que se tornaram cada vez mais severas, até passarem a ocorrer com tanta frequência e intensidade que ele não podia mais sair de casa. Os médicos tentaram todas as terapias e medicamentos disponíveis na época. Nada funcionou. A única esperança de H.M. era uma cirurgia que foi realizada nele e nunca mais repetida: em 1953, aos 27 anos, os médicos removeram seu hipocampo, que acreditavam ser a fonte de suas convulsões. Isso reduziu drasticamente o número de convulsões, mas deixou H.M. com um efeito colateral devastador: ele desenvolveu o que é chamado de amnésia anterógrada. Ele ainda podia acessar memórias que tinha antes do procedimento, mas não conseguia formar novas memórias após a cirurgia. De fato, se você conhecesse H.M., teria que se reapresentar a ele a cada 7 segundos. Foi assim que a comunidade científica entendeu pela primeira vez que o hipocampo é a parte do cérebro responsável pela aprendizagem, memorização e por receber e processar novas informações.

Talvez você se lembre da época em que tínhamos que memorizar números de telefone. Se não tivesse caneta e papel para anotar o número, você o repetiria várias vezes. Cada vez que repetia os dígitos, dava mais tempo ao seu hipocampo para manter essa informação na sala de espera do seu cérebro. Ao repetir a informação, participava ainda de um processo chamado ensaio. Na formação da memória, o ensaio também indica ao cérebro que essa informação é importante o suficiente para ser transferida de uma memória de curto prazo para uma memória de longo prazo.

Vamos dedicar um momento para falar no que está acontecendo dentro do seu cérebro. As informações sensoriais nas quais você está se concentrando e prestando atenção precisam ser codificadas para formar uma memória. O processo de codificação envolve a transformação física dessas informações em conexões entre as células cerebrais. Quando se cria uma memória ou aprende algo, um subconjunto das suas 80 bilhões de células cerebrais forma uma nova conexão e codifica a informação. Isso é como construir trilhos de trem que armazenam a informação. Assim, você acabará revisitando esses mesmos trilhos ou conexões de células cerebrais para recuperar ou relembrar a memória.

Aposto que você já vivenciou em primeira mão o que acontece quando o processo de codificação é interrompido. Por exemplo, já se encontrou no seu quarto, sabendo que queria algo ali, mas não conseguia lembrar o que diabos era? Na próxima vez que isso acontecer, veja se consegue lembrar quanto tempo passou desde que teve a ideia do que queria até chegar ao quarto. Aposto que possivelmente levou cerca de 7 a 20 segundos — período em que muito provável se distraiu com algo (talvez tenha recebido uma mensagem ou começou a pensar no almoço). Porque, se você se distraiu e pensou em outra coisa nesse tempo, o que seu hipocampo faria com a ideia daquilo que queria no quarto? Isso mesmo — ele a apagaria.

Memória de Trabalho

A memória de trabalho é um tipo específico de memória de curto prazo. É como um bloco de notas em seu cérebro, em que trabalha com informações que acabou de aprender. Por exemplo, enquanto assiste a um filme policial complexo, você mantém todas as reviravoltas da trama em mente.

(Como um aparte, você *também* pode ter a experiência de "lembrar" o que esqueceu voltando ao que estava fazendo antes. Digamos que estava na cozinha, pensou em algo de que precisava no quarto, foi até lá, não conseguiu lembrar por que estava lá e voltou para a cozinha — e então se lembrou: *Ah, é isso! Eu queria trocar minhas meias.* Os cientistas não têm certeza do motivo, mas acreditam que o fenômeno é uma função do cérebro ter essa mesma ideia ou pensamento novamente ao refazer os passos. Houve até um estudo único que descobriu que, quando as pessoas literalmente andavam para trás, melhoravam sua memória de curto prazo.[6] É possível que essas pessoas estivessem literalmente refazendo seus passos. Estranho, não é?)

Portanto, a chave para otimizar sua memória de curto prazo é desacelerar, eliminar distrações e fazer uma coisa de cada vez ao tentar memorizar ou aprender. Pratique dedicar pelo menos 7 segundos ininterruptos para se concentrar no que está fazendo. Nesse tempo, você estará ensaiando a informação e, assim, participando do processo de codificação e armazenamento da formação da memória. Vivemos em um mundo onde, muitas vezes, não dedicamos nem 2 segundos para absorver nosso ambiente, e ainda assim nos perguntamos por que continuamos esquecendo as coisas. As pessoas se surpreendem com a frequência com que se lembram melhor das coisas ao utilizar a regra dos 7 segundos e focar uns segundos a mais. Por exemplo, se você estiver lendo e se deparar com uma informação que quer lembrar, considere reler essa frase algumas vezes sem distração.

Filtrar é Importante

A hipertimesia é uma condição extremamente rara na qual os indivíduos têm o que é chamado de memória autobiográfica superior.[7] Relatórios sugerem que apenas cerca de sessenta pessoas já foram identificadas com essa condição (incluindo, apenas como uma curiosidade, a atriz Marilu Henner).[8] Pergunte a uma dessas pessoas o que aconteceu em uma data específica, como 1º de setembro de 2017, e elas fornecerão detalhes precisos sobre sua vida, como o que comeram em cada refeição daquele dia, com quem falaram e detalhes sobre as conversas.

A Regra dos 7 Segundos

Uma vez, alguém me disse: "Esqueça meu nome e eu nunca te perdoarei. Lembre meu nome e eu nunca te esquecerei." Se ao menos eu conseguisse lembrar o nome de quem me disse isso.

Brincadeira.

Lembro o nome dele. É Paul, e lembro o nome dele por causa desse truque baseado na ciência cerebral que estou prestes a compartilhar com você.

Vamos discutir aquele momento em que você conhece uma pessoa e pensa: "*Desta vez lembrarei do nome dela!*" Ela diz o nome e você o esquece.

Quando estiver pensando: "*Qual era o nome daquela pessoa?*", reflita um pouco. Você realmente tirou 7 segundos para se concentrar no que estava ouvindo? Ou havia alguma distração? Ou você estava fazendo várias coisas ao mesmo tempo, mandando mensagens, cozinhando ou se perguntando: "*Eles estão olhando para a minha boca? Estou com comida presa nos dentes?*", tudo isso enquanto tentava conversar?

Na próxima vez que conhecer alguém e quiser lembrar o nome dessa pessoa, imagine-se escrevendo o nome na testa dela. Por que esse truque bobo funciona? Nos 7 a 10 segundos que você leva para "escrever" o nome dela, convenceu seu cérebro de que o nome dessa pessoa vale a pena ser lembrado.

Pode parecer ótimo lembrar de tudo para se sair bem em todos os testes e ser uma estrela no trabalho, mas muitas das pessoas com essa condição dizem que isso dificulta o foco. Filtrar é uma parte importante da memória. Queremos filtrar os aspectos rotineiros e irrelevantes da vida para nos concentrar nas coisas importantes que queremos lembrar. Ainda há muito a aprender sobre essa condição, mas exames cerebrais mostraram que indivíduos com hipertimesia tendem a ter um hipocampo ampliado e superativo.[9] Não queremos um hipocampo que está encolhendo, mas essas descobertas sugerem que o equilíbrio é fundamental. Esses casos são fascinantes, e as perspectivas obtidas a partir desses indivíduos podem nos ajudar a descobrir maneiras de tratar a perda de memória. Há evidências de que a capacidade de esquecer é crucial para lembrar informações importantes.[10] Por enquanto, aceitemos um pouco de esquecimento! Eu, pelo menos, sou grato por ter esquecido grande parte do ensino médio.

3. Memória de Longo Prazo

Depois que as informações saem do hipocampo, para onde vão? É hora de codificar e armazenar ainda mais suas memórias.

Como discutido no Capítulo 1, você pode pensar no seu cérebro como uma conta bancária: fazer novas conexões é como fazer uma poupança ou reserva para quando (inevitável e normalmente) perdermos algumas conexões no futuro. Mas das 100 trilhões de conexões em seu cérebro, como encontrar a conexão que abriga a memória que está tentando lembrar? O processo de lembrar é chamado de estágio de recuperação na formação da memória. Pense em como você recupera uma memória.

Pare e pense em alguém específico na sua vida. Escolha um amigo, parente, conhecido, colega de trabalho, até mesmo um ex, se quiser seguir por esse caminho. Há uma seção específica de células cerebrais que detém a memória dessa pessoa para a qual poderíamos apontar? Poderíamos apagar completamente a memória dessa pessoa se, de alguma forma, removêssemos essas células cerebrais? Embora filmes como *Brilho eterno de uma mente sem lembranças* possam sugerir que podemos fazer exatamente isso, para ser franco, não podemos. (Infelizmente, por esse motivo, não consigo simplesmente apagar a memória da noite da minha formatura.)

Como mencionado anteriormente, suas memórias são guardadas nas conexões entre as células cerebrais. E a memória dessa pessoa é armazenada em todo o seu cérebro, não apenas em um local. A aparência dela está gravada no seu córtex visual, o som da sua voz está gravado na parte auditiva do seu cérebro e o cheiro dela está gravado na parte olfativa do seu cérebro. Seus sentimentos em relação a essa pessoa estão gravados na parte emocional do seu cérebro, chamada de amígdala. Cada experiência sensorial e emocional vive em uma região diferente e distinta do cérebro, e todas as suas memórias são divididas em componentes separados e armazenadas nessas regiões. Surpreendentemente, quando você pensa no seu amigo (ou parente, ou colega de trabalho, ou ex), reúne todas essas informações em uma única memória coesa.

Você pode usar o conhecimento de que as informações estão armazenadas em todo o cérebro a seu favor. Para lembrar informações, fortaleça a conexão entre as células cerebrais que abrigam a memória, revisando ou praticando a informação. Por exemplo, ao aprender uma melodia no piano, cria-se uma conexão. Toda vez que pratica a música que aprendeu, essa conexão se fortalece. Quando passa meses sem praticar, as conexões entre essas células cerebrais enfraquecem. (É por essa razão que é tão difícil eliminar alguns hábitos — as conexões entre as células cerebrais ainda estão lá, mesmo que não sejam tão fortes. É por isso também que é difícil desenvolver um novo hábito, porque é preciso criar conexões, o que exige trabalho. Exploraremos algumas outras maneiras de fortalecer as conexões entre as células e formar hábitos nos próximos capítulos.)

Já percorreu o estacionamento procurando pelo seu carro? Da próxima vez que estacionar e quiser lembrar onde deixou o carro, pare e diga em voz alta algo que indique o local. Por exemplo, se estiver em um estacionamento com vários níveis, diga: "Estacionei no nível 2, seção B." (Não se preocupe com as pessoas achando que está falando sozinho, todos vão supor que você está falando por Bluetooth.)

Por que falar em voz alta faz diferença? Suas memórias são como nozes que os esquilos escondem para o inverno. Quanto mais lugares elas estiverem armazenadas, mais lugares haverá para acessar mais tarde, aumentando a probabilidade de encontrar uma noz — ou relembrar um detalhe. A parte do seu cérebro envolvida na fala é diferente da que está envolvida na audição — mas *ambas* têm capacidades de armazenamento de memória. Se você disser algo em voz alta, terá guardado essa memória na parte do seu cérebro relacionada à fala *e* na parte relacionada à audição. Pode usar esse truque para lembrar onde colocou suas chaves, o nome de alguém e muitas outras coisas que deseja recordar. Simplesmente diga aquilo de que deseja se lembrar em voz alta.

A Prática Quase Leva à Perfeição

Lembre-se, para realmente fixar a memória, é preciso revisar a informação. Quando a revisamos, conduzimos estimulação elétrica das conexões que abrigam a memória, tornando-as mais fortes. Se não a revisarmos, o cérebro entende que essa informação não é mais necessária e fica mais difícil lembrá-la. Uma maneira de pensar nisso é que, quando uma conexão enfraquece, ela enferruja como trilhos de trem antigos até se desfazer, tornando difícil ou, em alguns casos, impossível percorrer esse caminho.

Mas será que realmente esquecemos algo que aprendemos? Isso não é de todo compreendido, mas há evidências de que é mais fácil reaprender algo que se esqueceu do que aprender algo completamente novo. Parte do que acontece é que as células cerebrais que abrigam a informação ainda podem estar presentes. Elas estão apenas muito fracas para lembrar. O processo de reaprendizagem fortalece essas conexões entre as células cerebrais, o que pode ser mais fácil do que formar uma conexão completamente nova.[11]

Vamos revisar as memórias que acabamos de criar juntos para fortalecer as conexões:

Verdadeiro foco ou atenção: Há muitas informações sensoriais inúteis que precisamos filtrar para lembrar o que é importante. O córtex pré-frontal, a parte do seu cérebro atrás da testa, precisa estar ativado para focar informações importantes. Uma dose de novidade libera a dopamina no cérebro, o que pode impulsionar o foco.

Memória de curto prazo: Depois de focar, o cérebro continua determinando se a informação é digna de ser lembrada, guardando-a brevemente na sala de espera, o hipocampo. As informações esperam ali por cerca de 7 a 20 segundos enquanto o resto do cérebro determina se a informação é valiosa. Podemos lembrar mais das coisas que queremos recordar simplesmente focando a informação por um período ininterrupto de 7 a 20 segundos. Isso ajuda a convencer o cérebro de que a informação é importante e não deve ser descartada. Durante esse processo, você está armazenando e codificando informações, criando conexões entre suas células cerebrais.

Memória de longo prazo: Uma vez que a informação é considerada valiosa, ela sai do hipocampo e é codificada e armazenada em todo o cérebro. Gravamos as memórias em conexões recém-formadas entre as células cerebrais. Ao armazenar informações em várias partes do cérebro, temos mais chances de lembrar delas. Por exemplo, gastar alguns segundos a mais para dizer a informação em voz alta pode poupar minutos lutando para recuperar informações mais tarde.

Agora que você aprendeu como seu cérebro se desenvolveu, como ele interage com outros sistemas do corpo e como a memória funciona, é hora de avançar. Na próxima parte deste livro, falaremos mais de questões comuns de saúde cerebral e os fatores surpreendentes que envelhecem o cérebro. Como acabamos de abordar a criação e o uso de memórias, primeiro veremos um dos mais preocupantes: a perda de memória e a demência. (Mas, antes de virar a página, lembre-se de que há uma luz no fim do túnel — esses problemas comuns podem ser prevenidos, e veremos como na Parte Três.)

PARTE II

Problemas de um Cérebro em Envelhecimento

CAPÍTULO 6

Perda de Memória e Demência

A FORMA COMO PERCEBEMOS O ALZHEIMER E A DEMÊNCIA MUdou drasticamente. Antes, acreditávamos que a demência era algo que surgia de repente e estava fora do nosso controle. Agora, sabemos mais.

Imagine-se na praia. As ondas que quebram são os sintomas da demência. Se você olhar além delas, tudo parece calmo — mas as ondas estão lá, logo abaixo da superfície. Muitas dessas ondas subaquáticas viajaram centenas de quilômetros, ganhando força. A perda de função mental é como uma onda quebrando na costa: não a percebemos até que nos derrube. Como essas ondas submersas, as mudanças começam no cérebro e no corpo *décadas* antes de vermos um sintoma.

Como mencionei na introdução deste livro, as taxas de demência estão aumentando rapidamente. E muitos de nós testemunhamos em primeira mão a devastação da perda de memória, que leva nossos entes queridos cedo demais. Mas há muitas razões para ter esperança. Como veremos mais adiante neste capítulo e na Parte Três deste livro, podemos tomar medidas para proteger nossa memória. Por isso, antes de falarmos mais de prevenção, vale a pena dedicar algum tempo aprendendo mais sobre a perda de memória e a demência.

Perda de Memória sem Demência

Antes de discutirmos a demência (e especialmente a doença de Alzheimer), existe uma forma de perda de memória relacionada à idade que não é tão grave quanto a demência. Ela é chamada de comprometimento cognitivo leve (CCL). Entre 12% e 18% das pessoas com mais de 60 anos sofrem de CCL, que *não* é uma parte normal do processo de envelhecimento.[1] Embora às vezes possa ser difícil distinguir o envelhecimento "normal" do cérebro, o CCL e a demência, existem diferenças cruciais. O CCL é um tipo perceptível de perda de memória e função mental prejudicada; alguém com CCL pode ter dificuldade de pensar durante uma conversa, se perder em uma área familiar ou ter problemas para concluir uma tarefa rotineira, como fazer uma reserva de viagem ou pagar uma conta. Pode também ter problemas de equilíbrio e coordenação. No entanto, esses problemas são menos graves do que os que frequentemente vemos com demência. Alguém com Alzheimer (ou outra forma de demência) terá mais dificuldades com tarefas regulares e pode mostrar sinais de critério prejudicado.

Não há uma única causa para o CCL, mas ele pode ser causado pelo envelhecimento do cérebro. Aqueles com CCL muitas vezes têm níveis mais altos de resíduos, placas e emaranhados e/ou um fluxo sanguíneo reduzido para o cérebro. Em alguns casos, esse fluxo sanguíneo reduzido pode ser causado por pequenos derrames. Além disso pode haver danos ao hipocampo sempre que o fluxo sanguíneo para esta região do cérebro é reduzido, independentemente de qual seja a causa.

O CCL pode não ser tão severo quanto a demência, mas pode levar a ela. Embora nem todos com CCL desenvolvam demência, de 10% a 15% o fazem. A conscientização sobre o CCL é necessária, e não devemos considerar essas lutas de memória como uma parte inevitável do envelhecimento. A causa raiz precisa ser abordada, diagnosticada e tratada, se possível. Os fatores de estilo de vida discutidos na Parte Três deste livro podem proteger o cérebro do envelhecimento e do CCL.

Entendendo a Demência

Embora as duas condições sejam frequentemente confundidas, Alzheimer e demência *não* são a mesma coisa.

A demência é um conjunto de sintomas que inclui perda de memória, dificuldade para tomar decisões e mudanças de personalidade que interferem no dia a dia.[2] O Alzheimer é uma doença específica que *causa* demência. É a causa mais comum de demência; estimativas sugerem que a doença de Alzheimer é a causa raiz de 60% a 80% dos casos de demência. No entanto, existem muitos outros tipos conhecidos. O quadro a seguir detalha esses tipos.

Demência Vascular

A demência vascular é uma disfunção cerebral causada pela falta de sangue e oxigênio no cérebro. Uma das causas mais comuns é o acidente vascular cerebral, o derrame. Mesmo os derrames pequenos ou os chamados de "silenciosos" (não detectados) podem levar à demência. Os sintomas da demência vascular estão muitas vezes relacionados ao local do cérebro onde ocorre o derrame. Alguns dos sinais mais comuns incluem dificuldade para tomar decisões e critério prejudicado.[3] Conforme discutido no Capítulo 3, a conexão entre o coração e o cérebro é fundamental. É preciso ter um coração saudável para ter um cérebro ágil.

Demência Mista

A demência mista é uma combinação de dois tipos. A combinação mais comum é a doença de Alzheimer e a demência vascular. Múltiplas causas de demência podem piorar os sintomas. Um estudo realizado no Rush Institute for Healthy Aging descobriu que metade das autópsias cerebrais de pacientes com Alzheimer também apresentava evidências de demência vascular.[4] Na maioria dos casos, essa causa secundária não foi diagnosticada durante a vida do paciente. É importante determinar se existem múltiplas causas ou demência mista presente, pois isso pode orientar o tratamento.

Demência de Corpos de Lewy

Uma característica da demência de corpos de Lewy é a formação de depósitos de resíduos no cérebro que se acumulam no córtex, causando estragos na função cognitiva, atenção e tomada de decisões. Esses depósitos são proteínas diferentes das encontradas no Alzheimer, mas, como no Alzheimer, eles se agrupam e podem causar demência. A demência de corpos de Lewy pode causar alucinações, sonolência e dificuldade de movimentação. Há uma necessidade urgente de mais pesquisas sobre a demência de corpos de Lewy, suas causas e intervenções.

Demência da Doença de Parkinson

Parkinson é outra doença que provoca a formação de resíduos no cérebro. Inicialmente, o lixo interrompe a capacidade do cérebro de produzir dopamina, uma substância química crucial envolvida no controle do movimento e na atenção. Essa falta de dopamina é responsável pelos tremores presentes na doença de Parkinson. Dependendo de certos fatores, incluindo a duração e a idade de início, aproximadamente de 50% a 80% dos casos evoluem para demência.[5] Uma área de pesquisa emergente é a conexão entre o intestino e o cérebro no Parkinson. Em alguns casos, indivíduos com Parkinson experimentam sintomas digestivos anos antes de desenvolverem quaisquer dificuldades cognitivas ou tremores. Há evidências de que, em alguns casos, o Parkinson pode começar no intestino.[6]

Uma maneira de pensar na diferença entre Alzheimer e demência em geral: suponha que seu nariz esteja escorrendo. O nariz escorrendo é um sintoma, mas a causa pode ser um resfriado, alergias ou uma reação à temperatura do ambiente. Da mesma forma, a *demência* descreve um grupo de sintomas, mas a causa pode ser Alzheimer, demência vascular, outra forma de demência ou algo completamente diferente. Como a doença de Alzheimer é a causa mais comum de demência, este capítulo a discutirá em mais detalhes.

Separando Fatos de Ficção sobre a Demência

Mito: Não há como prevenir ou reverter a demência.

Fato: Em casos raros de Alzheimer genético e certas condições físicas, como a demência de corpos de Lewy, isso é verdade. No entanto, aproximadamente de 10% a 20% de todos os casos de demência — aqueles causados por desequilíbrio hormonal, infecção, deficiência de vitaminas, efeitos colaterais de medicamentos ou outros fatores — muitas vezes são parcial ou completamente reversíveis.[7] O sucesso na reversão parcial ou completa dos sintomas da demência depende de múltiplos fatores, incluindo a idade de início e a causa da demência.

Um estudo usou o mnemônico DEMENTIA (demência, em inglês) para classificar as causas de tipos específicos de demência que são parcial ou completamente reversíveis:[8]

Drogas
Emocional
Metabólica
Enfraquecimento de olhos e ouvidos
Níveis elevados de líquido no cérebro ou hidrocefalia de pressão normal
Tumores ou lesões cerebrais
Infecção
Anemia

O ponto principal é que sempre queremos descobrir a causa da demência, porque em um número significativo de casos, essa causa pode ser tratada.

Um Guia Rápido sobre o Alzheimer

O Alzheimer é uma doença progressiva que piora com o tempo. No passado, o diagnóstico definitivo só era possível postumamente, pela autópsia.

Agora, uma combinação de avaliação médica, exames de imagem cerebral e testes específicos pode fornecer um diagnóstico. Como o Alzheimer leva anos para se desenvolver, um diagnóstico precoce é importante.

Existem vários fatores envolvidos no desenvolvimento dessa doença, mas um elemento chave parece ser a formação de placas e emaranhados — o lixo cerebral que apresentei no Capítulo 1. As placas de beta-amiloide e os emaranhados de proteína tau impedem a comunicação entre as células cerebrais durante a progressão do Alzheimer. Dito isso, há discordância entre os pesquisadores se essas placas e emaranhados são *responsáveis* pela perda de memória ou se são apenas *subprodutos* do dano cerebral.[9] Por exemplo, alguns cientistas estudaram uma comunidade de freiras em Minnesota.[10] A irmã Mary tinha 101 anos e mantinha uma mente aguçada, sendo capaz de resolver palavras cruzadas e quebra-cabeças sem dificuldades. Por isso, quando ela faleceu aos 102 anos, foi uma surpresa descobrir na autópsia que seu cérebro estava repleto de placas e emaranhados. A irmã Mary não foi o único caso. Outros estudos identificaram indivíduos com uma quantidade significativa de lixo no cérebro que não apresentavam perda de memória ou declínio da função mental. Assim, embora o lixo cerebral desempenhe um papel na demência, em alguns casos, parecem não ser suficientes ou o único fator determinante.

Outros elementos envolvidos na doença de Alzheimer incluem inflamação (como discutiremos no Capítulo 8), disfunção metabólica (abordada nos Capítulos 3 e 7) e problemas vasculares (também discutidos no Capítulo 3). Por meio de uma complexa interação desses processos, as células cerebrais envelhecem, sofrem danos e causam atrofia cerebral. Essa perda de volume cerebral devastadora afeta a memória, especialmente o hipocampo, uma estrutura danificada com frequência no Alzheimer e na demência. Se você recordar o papel fundamental desta estrutura na memória, tal como explorado no capítulo anterior, entenderá por que pessoas com demência conseguem lembrar de eventos ocorridos há décadas, mas têm dificuldade em reter novas informações, uma consequência direta do dano ao hipocampo.

Outro fator pode ser a genética. Apenas de 1% a 5% de todos os casos de Alzheimer são estritamente genéticos, indicando que a maioria de nós *não* está geneticamente predisposta a desenvolver a doença. Esses 1% a 5% dos casos se devem a genes *determinísticos*: genes raros que, se herdados, resultarão inevitavelmente em um início precoce da doença (entre o início dos 40 e meados dos 50 anos). Existem exceções documentadas: um estudo de 2019 examinou uma mulher que, apesar de ter herdado os genes determinísticos do Alzheimer, desenvolveu uma demência leve apenas aos 70 anos.[11] Ao analisar o DNA dela, descobriu-se uma outra mutação genética rara que parecia protegê-la. Embora seja necessário proceder com cautela, pois se trata do estudo de um único caso, isso dá esperança àqueles com genes determinísticos. Talvez, ao entender melhor essas relações genéticas, tratamentos possam vir a existir no futuro.

Existem outros genes, como variantes do APOE, que podem aumentar o *risco* de desenvolver Alzheimer, mas não são determinísticos. (Se você está considerando fazer um teste genético, tenha em mente essa distinção crucial. Recomendo que procure a orientação de um conselheiro genético para interpretar seus resultados, pois eles podem ser confusos.) Há evidências também de que indivíduos com risco genético de Alzheimer (não relacionado aos raros genes determinísticos) podem, ainda assim, reduzir seu risco de desenvolver a doença. Segundo um estudo, pessoas com maior risco genético que mantiveram estilos de vida saudáveis para o cérebro, como os discutidos neste livro, reduziram pela metade o risco de demência, em comparação com pessoas de risco genético similar que não adotaram essas práticas.[12] Pesquisas também investigaram como o gene ApoE4 (uma variante do APOE conhecida por aumentar o risco de Alzheimer) influencia o risco da doença globalmente. Por exemplo, um estudo interessante mostrou que indivíduos de ascendência oeste-africana que possuem o gene ApoE4 e vivem na Nigéria têm um risco menor de desenvolver Alzheimer do que aqueles com a mesma ascendência *que vivem nos Estados Unidos.*[13] Essas descobertas demonstram que a genética não é o único fator, o estilo de vida e o ambiente também influenciam e modulam o papel do ApoE4 no desenvolvimento do Alzheimer.

Homens, Mulheres e Alzheimer

Ouvimos dizer que os homens têm um melhor senso de direção, mas não conseguem lembrar o que precisam comprar no supermercado. Dizem que as mulheres são melhores em realizar várias tarefas ao mesmo tempo, mas são piores em fazer balizas. Essas diferenças frequentemente citadas entre o cérebro masculino e feminino ajudaram a vender milhões de livros e forneceram incontáveis horas de debate em festas. A verdade é que a ciência provou que essas diferenças entre o cérebro masculino e feminino são mitos.[14]

Porém, o que é verdade, e muitas vezes não é discutido, é que as mulheres representam dois terços de todos os casos de doença de Alzheimer. No passado, presumia-se que as mulheres sofriam mais com o Alzheimer porque viviam mais tempo, mas agora sabemos que essa não é toda a história. Como discutimos, há vários fatores-chave subjacentes às origens da demência. Infelizmente, alguns desses problemas são subdiagnosticados ou diagnosticados erroneamente nas mulheres.

Por exemplo, a apneia do sono é um dos fatores de risco mais significativos para a perda de memória. Um estudo revelou que aqueles com apneia do sono não tratada perdem a memória, em média, dez anos antes da população geral.[15] Nas mulheres, os sintomas da apneia do sono muitas vezes se assemelham aos da menopausa. Um estudo constatou que 80% dos casos de apneia do sono em mulheres são subdiagnosticados. Além disso, como os sintomas de muitas das causas da demência, como apneia do sono, saúde cardiovascular, ansiedade e depressão, são diferentes em mulheres e homens, eles muitas vezes não são tratados de forma eficaz.[16] O erro de diagnóstico e o tratamento insuficiente dessas condições subjacentes são dois fatores-chave para o maior número de mulheres que sofrem de Alzheimer.

As mulheres têm fatores de risco únicos para o Alzheimer comparados aos homens. Por exemplo, a redução dos níveis de estrogênio durante a menopausa pode encolher o cérebro, reduzindo o volume da massa cinzenta. Um estudo de 2021 descobriu que uma exposição cumulativa maior ao estrogênio (ao longo da vida) pode proteger contra esse encolhimento.[17] Esse aumento da exposição ao estrogênio pode vir da terapia hormonal durante a menopausa ou de ter filhos mais cedo na vida. É importante discutir esta área evolutiva, crítica e individualizada da saúde das mulheres com o médico de atendimento primário.

Tanto mulheres quanto homens podem melhorar a saúde cerebral, incluindo as pontuações em testes cognitivos, através da adoção de medidas preventivas (como as abordadas neste livro) juntamente com intervenções personalizadas baseadas em condições subjacentes.[18] De fato, um estudo de 2022 descobriu que as mulheres que seguem esses tipos de estratégias preventivas podem até obter um benefício cerebral maior, pois melhoraram suas pontuações em testes cognitivos mais do que os homens após dezoito meses de intervenção para a saúde cerebral.[19]

Reduzindo o Risco

Como, na maioria dos casos, a demência leva muito tempo para progredir, temos tempo para agir. Podemos melhorar ou até mesmo interromper o desenvolvimento de sintomas.

Temos mais informações de como reduzir o risco de Alzheimer e demência vascular, ao contrário das doenças de corpos de Lewy e Parkinson, cujas causas são desconhecidas. No entanto, à medida que surgem evidências, os fatores de estilo de vida que demonstram reduzir o risco de Alzheimer e demência vascular estão sendo explorados como possíveis maneiras de reduzir o risco nas demências de Parkinson e de corpos de Lewy.

Existem medicamentos que podem retardar a progressão dos sintomas. Porém, medicamentos que tentam apenas eliminar placas e emaranhados têm sido decepcionantes, pois não reverteram clara ou consistentemente a progressão da doença em vários ensaios clínicos.[20] Por quê? Lembre-se de que, em muitos casos, o Alzheimer não é uma doença com uma única causa. Há múltiplos fatores. Mas, de fato, essa é uma notícia esperançosa.

Podemos aprender com os oncologistas, que têm uma teoria chamada teoria dos múltiplos golpes. Ela descreve a ideia de que não é um único fator que faz uma célula se tornar cancerosa; várias coisas precisam dar errado antes que isso aconteça. A mesma teoria se aplica à saúde cerebral: na maioria dos casos, não é apenas um fator de risco que leva ao envelhecimento cerebral, demência ou Alzheimer, é o acúmulo ao longo do tempo.[21] No entanto, como a gota que faz transbordar o copo, pode haver um fator desencadeante que faz uma célula saudável se tornar uma célula doente. Ao analisar os fatores de risco para demência e Alzheimer (como diabetes, doenças cardíacas, inflamação e falta de sono), podemos remover o máximo possível de gotas que estão levando ao limite. Podemos utilizar o que *está* sob nosso controle para diminuir nosso risco e criar um cérebro resiliente.

O diabetes é um dos principais fatores de risco — e é o que vamos analisar a seguir.

CAPÍTULO 7

Resistência à Insulina e Diabetes

VOCÊ É UMA FORMIGUINHA? NÓS, HUMANOS, NÃO DESEJAMOS açúcar apenas porque é delicioso — a busca por ele está programada no nosso DNA. De fato, o DNA é parcialmente composto por açúcar.[1] Em sua essência, você é parte açúcar, e o açúcar no sangue é o principal combustível do cérebro. Se esse combustível faltar, você fica sem energia, se houver excesso, ele pode destruir vasos sanguíneos e tecidos, levando ao envelhecimento precoce e rugas (devido à quebra de colágeno na pele) e a doenças cardiovasculares (devido a danos ao músculo cardíaco).[2] E, claro, um alto nível glicêmico também aumenta o risco de diabetes.

Em suma, o excesso de açúcar é prejudicial para o cérebro — e grande parte disso se deve ao fato de que esse excesso pode levar à resistência à insulina, ao pré-diabetes e ao diabetes, que são frequentemente negligenciados como atalhos para problemas cerebrais e para o envelhecimento cerebral acelerado. Definiremos todos esses termos logo a seguir, mas para destacar por que isso é tão importante, considere:

- Um estudo de 2021 descobriu que a resistência à insulina dobra o risco de desenvolver transtorno depressivo maior, mesmo se a pessoa nunca teve depressão antes.[3]
- O diabetes não tratado aumenta o risco de desenvolver Alzheimer em 65%, tornando essa condição o maior fator de risco, além da idade.[4]

Para definir e discutir os aspectos críticos da saúde cerebral e do envelhecimento relacionados à resistência à insulina, ao pré-diabetes e ao diabetes, vamos fazer um rápido curso intensivo dos protagonistas — insulina e açúcar — e como eles funcionam. Para fazer isso, pense em Will Ferrell e Chris Kattan no filme *Os estragos de sábado à noite*. (Você começou a ouvir a música "What Is Love" na cabeça?) Will e Chris interpretam dois personagens que fazem de tudo para passar pela corda de veludo vermelho e entrar em uma boate exclusiva. Pense nos personagens como o açúcar, e nas suas células como a boate em que eles querem entrar.

Depois que comemos, o açúcar da refeição entra na corrente sanguínea e começa a circular. Ele precisa entrar nas células, onde é usado como combustível. Mas não consegue entrar nelas sozinho. Claro que elas querem açúcar, elas precisam dele para sobreviver. Mas a capacidade do açúcar de entrar nas células precisa ser rigorosamente regulada. Nem muito, nem pouco. Portanto, você pode pensar na insulina como sendo o amigo descolado na lista VIP que sabe a senha para entrar na boate, enquanto o açúcar é o acompanhante que não pode entrar sozinho. A insulina se liga às células, dá a senha e, então, um pequeno túnel se abre fora da célula, permitindo a entrada dele. Basicamente, a insulina é o hormônio a instruir nossas células a processar o açúcar que está no sangue após as refeições.

Sem insulina suficiente ou nenhuma, o açúcar permanece no sangue, onde destrói vasos sanguíneos e causa danos ao coração, rins e cérebro, bem como a perda de visão e membros. Queremos que o açúcar esteja nas células dos nossos músculos e órgãos, não no nosso sangue. Muito açúcar no sangue é tóxico.

Então, como descrevemos o que acontece quando há açúcar demais no sangue?

Resistência à insulina é o que acontece quando as células do corpo não estão mais ouvindo ou respondendo à insulina — mesmo que o pâncreas ainda seja capaz de secretá-la na corrente sanguínea. Pense nisso como se a insulina estivesse dando a senha na porta das células, mas a porta para deixar o açúcar entrar não está se abrindo. Assim, os níveis de açúcar se acumulam no sangue em vez de entrar nas células. A resistência à insulina pode ser causada por diversos fatores, incluindo falta de atividade física, excesso de açúcar na dieta, estresse não gerenciado e falta de sono adequado. Uma em cada três pessoas nos Estados Unidos tem resistência à insulina.[5] Muitas nem sequer sabem que têm essa condição.

Pré-diabetes é uma resistência à insulina que precede o diabetes completo. Ele ocorre quando o pâncreas está trabalhando em dobro para compensar a perda de funcionalidade da insulina. Um dos aspectos mais importantes do pré-diabetes é que ele é totalmente reversível — mas, se não for tratado, pode ser perigoso.[6] Porém, o problema com o tratamento é que 90% das pessoas com pré-diabetes não estão cientes de que têm a condição porque muitas vezes não apresentam sintomas. É óbvio que não é possível tratar uma doença que não se sabe que tem. Entretanto, existem alguns sinais frequentemente ignorados por serem sutis, como cansaço ou hálito com sabor de acetona.[7] (É por isso que é importante acompanhar seu nível glicêmico durante as visitas ao médico com um exame de sangue que incluiremos em "Seu Documento Mais Importante".)

Um estudo de 2021 descobriu que aqueles com pré-diabetes tinham 42% mais chances de ter declínio cognitivo nos quatro anos seguintes do que aqueles sem essa condição. Além disso, essas pessoas tinham 54% mais probabilidade de desenvolver demência vascular nos próximos oito anos.[8] O pré-diabetes também aumenta o risco de doenças cardíacas e insuficiência cardíaca, mesmo antes de progredir para diabetes.[9]

Diabetes é o que acontece quando a capacidade do corpo de produzir ou responder à insulina não funciona corretamente. No contexto da nossa metáfora da boate VIP, pense na insulina como aquele amigo descolado que tem todas as conexões, mas que é irresponsável e não aparece. Assim, o açúcar não pode entrar nas células (a boate) por conta própria. Existem dois tipos de diabetes: tipo 1 e tipo 2. O diabetes tipo 1 é considerado uma doença autoimune na qual o corpo destrói as células do pâncreas que produzem insulina. Ele é tratável, mas requer controle pelo resto da vida.

A grande maioria dos casos de diabetes — entre 90% e 95% — é do tipo 2. Nessa condição, o corpo não utiliza a insulina adequadamente. Percebendo que a resposta do corpo à insulina foi enfraquecida, o pâncreas libera *mais* insulina do que o normal para permitir que as células se abram e deixem o açúcar entrar. Isso seria como o açúcar tentando encontrar mais pessoas que conhecem a senha para entrar na boate VIP. A curto prazo, isso é eficaz, porém, mais cedo ou mais tarde, as células param de responder, e o açúcar no sangue aumenta. Se o nível glicêmico permanecer cronicamente elevado, isso levará ao diabetes tipo 2. Esse nível de resistência à insulina e a incapacidade de usar o açúcar como combustível no cérebro também podem levar a distúrbios neurológicos, problemas de humor, memória e concentração e de outras facetas da capacidade cognitiva, o que se torna especialmente preocupante quando se percebe que um em cada dois norte-americanos tem diabetes tipo 2 ou é pré-diabético.[10]

Mudanças na dieta, no estilo de vida e, em alguns casos, medicamentos podem tratar (e às vezes reverter) a resistência à insulina e o diabetes tipo 2.

Infelizmente, de muitas maneiras, o mundo moderno parece nos predispor a desenvolver essas condições. Alimentos baratos e fáceis de obter costumam estar carregados de açúcar adicionado e xarope de milho com alto teor de frutose. A comida está disponível o tempo todo por meio de drive-thrus e deliveries, sem muito esforço físico. Nosso estilo de vida pode ser facilmente sedentário, o que afeta não apenas nossa saúde física, mas também nossa saúde cerebral, já que ele pode dificultar o sono, reduzir o fluxo sanguíneo para o cérebro e aumentar a inflamação, o que pode danificar a produção de insulina. O fato de que nosso mundo moderno está configurado para aumentar a probabilidade dessas condições não significa que isso seja inevitável.

Existem várias consequências em não tratar o diabetes, tanto do tipo 1 quanto do tipo 2. Por exemplo, isso pode levar a danos no coração, dor, doença renal, perda de membros e envelhecimento cerebral. Estudos publicados na revista *Movement Disorders* descobriram que o diabetes tipo 2 também está associado a um aumento no risco e na progressão mais rápida da doença de Parkinson.[11] Como já mencionamos, o risco de desenvolver Alzheimer aumenta em 65% se o diabetes não for tratado, tornando-o o maior fator de risco, além da idade. A relação entre o diabetes e as condições neurológicas são tão fortes que estratégias de tratamento e prevenção para o diabetes tipo 2 podem ser reutilizadas para tratar o Alzheimer e o Parkinson.[12] De fato, a relação entre o diabetes e o Alzheimer é tão profunda que alguns pesquisadores se referem ao Alzheimer como "diabetes tipo 3".[13]

Qual É a Relação entre o Diabetes e o Alzheimer?

No Alzheimer, a resistência à insulina que afeta o corpo também ocorre no cérebro: as células cerebrais não conseguem mais usar o açúcar como combustível, levando a disfunções cerebrais e de memória. É como um carro que fica sem gasolina. Esse mecanismo subjacente compartilhado é a razão pela qual o Alzheimer é chamado de diabetes tipo 3 — embora, é claro, o Alzheimer seja uma doença que ocorre devido ao acúmulo de múltiplos fatores. Esses múltiplos fatores incluem placas e emaranhados, como já mencionamos, mas também incluem o metabolismo cerebral. Este é a capacidade do cérebro de usar o açúcar como combustível para cada uma de suas células cerebrais. Você precisa desse combustível para pensar, focar, lembrar e tomar decisões.

Anteriormente, neste livro, sugeri que você pensasse no cérebro como na sua mesa de trabalho — é mais difícil fazer as coisas quando a mesa está bagunçada. Essa analogia pode fornecer algumas percepções de como o diabetes e o Alzheimer estão conectados. Seu corpo é fantástico na reciclagem. Ele recicla e reconstrói partes suas todos os dias — o corpo é um conjunto complexo de proteínas que estão constantemente sendo desmontadas e remontadas. As enzimas atuam como tesouras, picando as proteínas em pequenos pedaços para serem reconstruídas e reutilizadas. Uma dessas proteínas é a insulina. A enzima que a decompõe — a enzima degradadora de insulina — acaba fazendo duas coisas: ela decompõe tanto a insulina quanto as placas amiloides no cérebro.

Agora, imagine que você tenha duas tarefas: encontrar, em uma mesa bagunçada, um papel que precisa para o trabalho e boletos de impostos que precisam ser pagos dentro de algumas horas. O que acontecerá? Se você escolher focar os boletos de impostos, não encontrará o papel de trabalho. Se procurar o papel, pagará uma multa. Quando uma pessoa desenvolve resistência à insulina, o corpo produz insulina em excesso. Isso é chamado de resposta à hiperinsulinemia compensatória. A enzima degradadora de insulina está tão ocupada acompanhando o excesso de insulina que não consegue acompanhar a eliminação das placas amiloides. O lixo cerebral se acumula, como a bagunça em uma mesa desorganizada, dificultando fazer o que precisa ser feito.

Essa enzima é apenas uma das conexões entre o Alzheimer e o diabetes. O excesso de açúcar no sangue em si é tóxico e danifica as células cerebrais.

Qual a Causa do Diabetes?

Agora que sabemos que o diabetes pode resultar em grandes problemas na saúde cerebral, você deve estar se perguntando se está em risco. Vamos dar uma olhada no que causa a resistência à insulina e o diabetes em primeiro lugar.

Nossos Genes

O diabetes é uma mistura complexa de genética e ambiente. Para o tipo 2, a herdabilidade varia entre 20% a 80%, com base em uma variedade de fatores, incluindo se um ou ambos os pais têm a condição. A herdabilidade do diabetes tipo 1 também é complexa, com múltiplas variáveis. Por exemplo, uma mulher com diabetes tipo 1 tem 1 chance em 25 de passar a condição para seu filho se ela o tiver antes dos 25 anos. Se o filho nascer após a mãe completar 25 anos, o risco cai para 1 em 100. Um homem com diabetes tipo 1 tem uma probabilidade de 1 em 17 de passar a condição.[14] O que isso nos diz? Visto que os genes por si só não causam diabetes, nosso ambiente e estilo de vida também desempenham um papel crítico.[15]

O que e Quando Comemos

Você talvez não fique surpreso ao ouvir que a nossa dieta desempenha um papel no desenvolvimento da resistência à insulina e do diabetes. Em particular, talvez tenha ouvido dizer que comer muito açúcar causa diabetes. Como mencionei no início do capítulo, nosso corpo precisa de *um pouco* de açúcar para funcionar. Mas o excesso se transforma em gordura no corpo: um extra de 500 gramas de açúcar por semana pode significar 1 quilo extra por semana.[16] O excesso de gordura é um fator de risco para o desenvolvimento de diabetes e inflamação. As células de gordura liberam fatores inflamatórios. Um estudo de 2020 descobriu que a obesidade está ligada a um risco seis vezes maior de desenvolver diabetes tipo 2.[17] Esse fator foi mais significativo do que a genética e o estilo de vida isolados.

É importante observar que os açúcares naturais encontrados em alimentos como frutas e produtos lácteos não adoçados não são o inimigo. O inimigo é o açúcar *adicionado*, ou seja, os açúcares acrescentados aos alimentos processados.[18] Falaremos sobre isso em detalhes no Capítulo 14, mas, por enquanto, saiba que, desde que o açúcar que você consome seja de fontes naturais, como frutas inteiras e produtos lácteos não adoçados, provavelmente tudo está bem.

Curiosamente, *o que* comemos e *quando* comemos pode desempenhar um papel em nosso risco de desenvolver diabetes. Um estudo apresentado no encontro anual da Sociedade de Endocrinologia em 2021 relatou que pessoas que começavam a comer antes das 8h30 tinham menos resistência à insulina e níveis mais baixos de açúcar no sangue do que aquelas que faziam a primeira refeição do dia mais tarde.[19] Outro indício da importância da alimentação com restrição de tempo vem de uma análise de 2021 da revista *Endocrine Reviews*, que mostrou que limitar quando comemos a uma janela de tempo consistente e inferior a 12 horas durante o dia pode, em alguns casos, melhorar a saúde metabólica.[20]

É Pessoal

Qual alimento mais aumenta o açúcar no sangue, sushi ou sorvete? A resposta parece óbvia, deve ser o sorvete, certo? Bem... não exatamente. Um estudo publicado na *Cell* acompanhou oitocentas pessoas, registrando os vários alimentos que comeram e medindo seu nível glicêmico. Os pesquisadores descobriram que os alimentos que o aumentavam eram bastante individualizados.[21] Assim, o que aumentava o nível glicêmico era o sorvete no caso de algumas pessoas e o sushi em outras. Por que essa diferença? As bactérias intestinais. (Lembre-se, essa é a resposta para muitas perguntas!) Um intestino saudável é um passo crucial na redução do risco de diabetes e na manutenção de um cérebro saudável e jovem. Veja o Capítulo 14 para obter mais informações sobre a manutenção de um microbioma intestinal saudável.

Os efeitos do jejum intermitente são menos claros. Ele envolve ciclos voluntários de jejum e alimentação ao longo do dia. Por exemplo, um protocolo de jejum intermitente faz com que indivíduos consumam todas as suas refeições em um período de 8 horas durante o dia e se abstenham de comer pelas outras 16 horas. Alguns estudos mostraram que o jejum intermitente ajuda a controlar e reduzir o risco de diabetes.[22] No entanto, outras pesquisas apresentadas na Sociedade Europeia de Endocrinologia sugerem que jejuar dia sim, dia não, pode aumentar o risco de diabetes ao desregular a insulina.[23] Qualquer forma de jejum deve ser discutida com um médico, pois pode ser perigoso alterar drasticamente a ingestão de calorias e os horários das refeições.[24]

O que *nunca* é bom para o seu nível glicêmico é comer alimentos com açúcar adicionado logo antes de dormir ou no meio da noite. Nosso relógio biológico cerebral, ou núcleo supraquiasmático, desempenha um papel no metabolismo dos alimentos. A comida é metabolizada de forma mais eficaz durante as horas de vigília. Assim, é provável que comer em momentos em que o metabolismo não é tão eficaz possa levar ao acúmulo de açúcar no sangue, aumentando o risco de resistência à insulina e de envelhecimento cerebral.

Poluição e Toxinas

Os poluentes em nosso ambiente prejudicam nossa função insulínica e são um fator de risco subnotificado para diabetes. Um estudo relatou que a poluição do ar foi responsável por 3,2 milhões, ou *14%*, de todos os novos casos de diabetes no mundo.[25] Comunidades marginalizadas de baixo status socioeconômico muitas vezes vivem perto de áreas de alta poluição.[26] Além disso, há uma prevalência aumentada de diabetes tipo 2 na meia-idade para aqueles de baixa condição socioeconômica.[27] A poluição pode ser um fator nesse risco aumentado.[28] O Capítulo 15 deste livro é dedicado a minimizar o contato com poluentes e toxinas específicas.

Sono Desregulado

O sono é fundamental para reduzir o risco de desenvolver diabetes. Um relógio cerebral desregulado pode impactar negativamente a liberação de insulina. Um estudo realizado no Centro Médico da Universidade de Chicago associou a insônia à alta resistência à insulina em pessoas com diabetes.[29]

Seu Documento Mais Importante: Exame de Glicemia

O exame de glicemia é outra questão que adicionaremos ao "documento mais importante" que deve ser levado ao seu próximo exame físico. A única forma de diagnosticar o pré-diabetes ou o diabetes é com exames de sangue, como o teste de hemoglobina A1c, que testa a porcentagem de proteínas de hemoglobina nas hemácias do sangue que estão revestidas de açúcar. De acordo com os Centros de Controle e Prevenção de Doenças, "um A1c abaixo de 5,7% é normal, entre 5,7 e 6,4% indica que você tem pré-diabetes e 6,5% ou mais indica que você tem diabetes".[30] Outros testes comuns para o diabetes e o pré-diabetes são o teste de tolerância à glicose (em que seu nível glicêmico é medido antes e depois de beber uma bebida açucarada) e o teste de glicemia em jejum (em que o índice glicêmico é medido após uma noite sem comer). Seu médico o ajudará a entender os resultados e sugerirá um plano de ação para manter seu índice glicêmico em níveis normais ou trazê-lo de volta a esses níveis.

Tratando a Resistência à Insulina, o Pré-diabetes ou o Diabetes

Se você for diagnosticado com diabetes ou pré-diabetes, não se desespere. A condição pode ser tratada com eficácia e até mesmo revertida por meio de intervenção médica e mudanças no estilo de vida. Além disso, há esperança mesmo para aqueles com diabetes grave (o que é uma boa notícia para a saúde cerebral). Para alguns indivíduos que têm diabetes e obesidade grave, a cirurgia pode ser uma opção de tratamento viável. Pesquisas mostraram que 37,5% dos pacientes com diabetes grave que passaram por cirurgia metabólica, como a de bypass gástrico, ficaram livres de diabetes *dez* anos após o procedimento. A cirurgia foi mais eficaz do que medicamentos e intervenções no estilo de vida nesses casos.[31]

Para diabetes e pré-diabetes menos graves, no entanto, a medicação pode ser incrivelmente eficaz. Por exemplo, o medicamento metformina limita a quantidade de açúcar liberada no sangue e ajuda as células musculares a "ouvir" a insulina batendo na porta de forma mais eficaz. Estudos mostraram que indivíduos pré-diabéticos que tomam metformina reduzem seu risco de desenvolver diabetes em 30%. Mais importante para nossa discussão sobre saúde cerebral, um estudo de seis anos publicado na *Diabetes Care* mostrou que pacientes mais velhos que tomavam metformina para diabetes tipo 2 tinham uma taxa de declínio na função cognitiva semelhante à daqueles sem diabetes que não estavam tomando metformina.[32] Outro estudo relatou que tanto a metformina quanto uma dieta mediterrânea são boas opções para proteger a saúde cerebral daqueles com diabetes, mas a aderência a uma dieta mediterrânea pode superar os efeitos protetores do cérebro da metformina para aqueles com diabetes.[33] Outros estudos na *Annals of Neurology* relataram que alguns tratamentos com o medicamento para diabetes pioglitazona diminuíram significativamente o risco de demência — às vezes, a ponto de pessoas com diabetes desenvolverem demência com *menos* frequência do que pessoas sem diabetes. Especificamente, o risco de desenvolver demência foi cerca de 47% *menor do que em não diabéticos.*[34]

Com ou sem medicação, pequenas mudanças no estilo de vida podem ter um grande impacto na sua saúde cerebral:

- Minimize o açúcar adicionado.
- Mova-se por 15 minutos após cada refeição (veremos o porquê no Capítulo 12).

- Considere tomar o café da manhã antes das 8h30.
- Tente não comer no meio da noite.

A Parte Três deste livro explorará o que você pode fazer em mais detalhes. Por enquanto, podemos ter esperança. Ao gerenciar com eficácia a resistência à insulina e tratar o diabetes, podemos proteger o cérebro e reduzir significativamente nosso risco de uma longa lista de problemas de saúde, incluindo os transtornos de humor, como depressão, bem como o Alzheimer e a demência.

CAPÍTULO 8

Inflamação e o Cérebro

JÁ FALAMOS SOBRE COMO UM CÉREBRO REPLETO DE LIXO PODE acelerar o envelhecimento. O cérebro tem três maneiras naturais de eliminar o lixo: primeiro, aprendendo coisas novas; segundo, dormindo; e terceiro, por meio da ação das micróglias (as células imunes "catadoras de lixo" que mencionei no Capítulo 2). No entanto, às vezes as micróglias ficam confusas e, em vez de eliminarem o lixo, as placas, os emaranhados e as toxinas, começam a devorar células cerebrais saudáveis, transformando-as em (mais) lixo cerebral inútil. E o que confunde as micróglias? Produtos químicos produzidos pela inflamação crônica. Quando o sistema imunológico ataca erroneamente uma parte saudável do corpo, ele gera inflamação, desencadeando um ciclo vicioso. Estamos aprendendo que doenças cerebrais como Alzheimer, ansiedade e depressão podem ter raízes em ataques incorretos do sistema imunológico ao cérebro.

A última coisa que quero é assustá-lo a ponto de ficar em pânico toda vez que sofrer um arranhão ou pegar um resfriado, temendo que a inflamação do processo de cura faça o seu sistema imunológico entrar em colapso. Por isso, antes de prosseguirmos, quero ressaltar a diferença entre inflamação aguda e crônica. A inflamação aguda é súbita e pode ser causada por uma infecção ou lesão. Essencialmente, *aguda* significa que *há* inflamação, mas ela desaparece à medida que você se cura. Não estamos preocupados com inflamações causadas por infecções que podem ser curadas e arranhões ou contusões que cicatrizam — a inflamação some à medida que você melhora, e seu corpo sabe como lidar com isso. O que mais nos preocupa é a inflamação crônica, que é persistente (exceto em casos de lesão cerebral aguda, mas falaremos sobre isso adiante).

Estudos realizados no Instituto Max Planck de Biologia do Envelhecimento descobriram que o aumento da inflamação crônica faz o processo de envelhecimento acelerar.[1] Pense na inflamação como um incêndio devastador que ataca e danifica diferentes partes do corpo. A inflamação pode prejudicar células produtoras de insulina, levando ao diabetes tipo 2; pode afetar o coração e causar doenças cardiovasculares; pode também aumentar o risco de câncer, danificando o DNA. Embora o risco de desenvolver essas condições aumente com a idade e essas doenças, por si só, possam antecipar o envelhecimento, a inflamação crônica pode acelerar esses processos ainda mais. Além disso, há evidências de que a inflamação pode ainda encolher o hipocampo, prejudicando a memória e a aprendizagem.[2]

Saúde Bucal É Saúde Cerebral

Um estudo realizado na Universidade de Bergen revelou uma ligação surpreendente entre a gengivite e um maior risco de Alzheimer.[3] A inflamação nas gengivas pode liberar substâncias na corrente sanguínea que confundem as micróglias no cérebro. Para manter nossas micróglias focadas apenas em eliminar o lixo cerebral e não as células nervosas saudáveis, precisamos escovar os dentes, usar fio dental e fazer check-ups dentários regulares.

A velocidade com que se envelhece está relacionada às extremidades dos seus cromossomos, o DNA enrolado encontrado no núcleo de cada célula. Você sabe que o DNA é o precioso plano que dita como cada um de nós é construído, da cabeça aos pés. Pense nele como um projeto ou uma planta — ou até como aquela dupla hélice universal — e, agora, imagine os cromossomos como cadarços de sapatos. Se você faz muitas palavras cruzadas ou assistiu ao Disney Channel nos anos 2010, talvez saiba que as pequenas pontas plásticas dos cadarços são chamadas de aguilhas, e elas protegem seus cadarços de desfiar (e, se você não sabia antes, acabou de aprender algo novo e ajudou a proteger seu cérebro). As extremidades dos cromossomos possuem telômeros, algo muito parecido com uma aguilha.[4] Essas tampas protegem os cromossomos assim como as aguilhas protegem os cadarços. Mas, à medida que envelhecemos, essas proteções vão encurtando — na verdade, nossa verdadeira idade biológica pode ser correlacionada com o quanto de proteção temos na extremidade dos cromossomos.[5] Se a proteção desaparece, o precioso projeto de DNA é corrompido, e o corpo pode deixar de produzir propriamente as células imunológicas, cerebrais, cardíacas e assim por diante. O estilo de vida pode afetar o comprimento dos telômeros, de modo que pessoas da mesma idade cronológica podem ter os telômeros de diferentes tamanhos e, portanto, diferentes idades biológicas ou verdadeiras.

A inflamação faz com que os telômeros encurtem, quase como se você estivesse queimando suas aguilhas.[6] A inflamação pode danificar os telômeros, e telômeros danificados podem aumentar a inflamação, perpetuando um círculo vicioso e inflamado que acelera o envelhecimento. Mesmo níveis baixos de inflamação crônica podem ser perigosos. Eles são como um pequeno incêndio na sua casa que, ao longo do tempo, atinge um cano principal ou um painel elétrico fundamental — mesmo que o prédio inteiro não seja reduzido a cinzas, ainda haverá danos extensos. E, de maneira semelhante a como um incêndio se espalha, muitas vezes a inflamação pode começar em outro lugar do corpo, como no intestino, e se deslocar até o cérebro.

Quando certos distúrbios autoimunes não são tratados de forma eficaz, a inflamação resultante leva a um risco significativamente aumentado de Alzheimer e demência.[7] Mesmo sem uma condição subjacente, o envelhecimento e a inflamação estão tão intimamente ligados que há até um termo em inglês para o tipo de inflamação crônica que acompanha o envelhecimento: *inflamm-aging**. Também há fortes evidências de que a inflamação desempenha um papel na depressão, fadiga, distúrbios de humor e ansiedade, fatores estes que também envelhecem o cérebro, como veremos no próximo capítulo.[8] Portanto, para proteger o DNA e manter o cérebro e o corpo jovens, precisamos apagar o fogo da inflamação crônica. (A propósito, os fatores de estilo de vida que protegem os telômeros são os mesmos fatores que tornam o cérebro à prova do envelhecimento, como discutiremos na Parte Três deste livro.)

* Que pode ser traduzido literalmente como "inflam-envelhecimento". [N.da.R.]

Um Resumo Rápido Sobre o Sistema Imunológico

No Capítulo 2, vimos que o sistema imunológico é basicamente um complexo exército de células assassinas, que atacam e eliminam patógenos perigosos, e células pacificadoras, que acalmam as assassinas. Existe um delicado equilíbrio entre esses dois tipos de células do sistema imunológico. Conforme envelhecemos, esse equilíbrio pode mudar, resultando em mais células assassinas ativas e menos células pacificadoras. Esse desequilíbrio é a razão pela qual os adultos mais velhos tendem a cicatrizar mais lentamente do que os adultos mais jovens e crianças — as células pacificadoras não estão fazendo seu trabalho, pois já não há um número suficiente delas para controlar as células assassinas, que continuam atacando. Doenças autoimunes e a inflamação crônica são, apesar de toda a sua complexidade, basicamente células assassinas atacando o próprio corpo. Obesidade, doenças cardíacas e diabetes podem ser causadas total ou parcialmente por disfunções do sistema imunológico. Essas condições e doenças também podem prejudicar a eficácia do sistema imunológico e gerar inflamação, levando a mais um círculo vicioso.

Seu Documento Mais Importante: Teste para Inflamação

Certifique-se de incluir um exame de sangue para medir a inflamação como parte do seu check-up anual. Considere exames como o teste de proteína C-reativa (PCR). (Um nível elevado de PCR tem sido associado a um aumento do risco de demência.) Esse teste não é incluído automaticamente nos exames padrão, mas você pode pedir ao seu médico para incluí-lo no seu check-up anual. Se o seu PCR estiver alto, você pode seguir as medidas discutidas posteriormente para reduzi-lo.

A Conexão Mente-Humor-Sistema Imunológico

Se já esteve em um vestiário antes de um grande jogo, você viu que os atletas se animam, muitas vezes, com o incentivo do treinador. Eles podem até parecer zangados. A raiva, se usada corretamente, pode ser motivadora. Nesse contexto, a raiva pode ser uma força positiva, desde que seja gerenciada, não violenta e usada para causar melhorias. Um estudo publicado na revista *Aggressive Behavior* investigou jogadores de rúgbi que usavam a raiva como inspiração antes de uma grande partida.[9] Os pesquisadores examinaram o sangue dos jogadores durante esses surtos de raiva pré-jogo e encontraram um aumento agudo nas células assassinas, as citocinas pró-inflamatórias. As citocinas são como os seguranças do sistema imunológico. Um aumento delas pode trazer alguns benefícios à saúde, como eliminar quaisquer vírus ou bactérias perigosas. Esse aumento é uma das evidências que apontam para a conexão entre o humor e o sistema imunológico.[10]

Estados negativos e positivos de humor podem influenciar o sistema imunológico, e vice-versa. Por exemplo, níveis elevados de certos tipos de citocinas pró-inflamatórias podem aumentar o risco de transtornos de humor e depressão.[11] Por outro lado, estados positivos de humor estão geralmente associados a um sistema imunológico equilibrado — mas, como o estudo de rúgbi mostra, até mesmo os chamados estados negativos de humor podem ser bons para a saúde em determinados momentos.

Devemos agradecer aos nossos ancestrais por essa conexão mente-humor-sistema imunológico. Imagine por um momento que você está com seus ancestrais pré-históricos. Está caçando e vê um urso faminto se aproximando. Precisará enfrentá-lo, e mesmo que vença (o que é... improvável), possivelmente *sairá* ferido. Então, seu corpo precisará se preparar para lidar com essas lesões. Quando estamos estressados ou zangados, o corpo libera o hormônio cortisol, que aumenta nossa frequência cardíaca e nossa pressão arterial, preparando-nos para lutar ou fugir. O estresse desencadeia também a liberação de citocinas pró-inflamatórias, o que deu aos nossos ancestrais uma vantagem inicial para combater qualquer infecção perigosa proveniente de um ferimento sustentado durante uma luta. Assim, havia uma vantagem na sobrevivência em ter certos estados de humor desencadeando a resposta imunológica (e aqueles que tinham essa conexão tinham mais chances de sobreviver para passá-la adiante). Após o desaparecimento da ameaça, o córtex pré-frontal liberaria hormônios calmantes para neutralizar os efeitos do cortisol e devolver nossos ancestrais ao estado normal.

Nosso corpo ainda responde a ameaças liberando cortisol e, consequentemente, citocinas. O problema é que, em vez de sermos ameaçados ocasionalmente por um tigre-dente-de-sabre ou um inimigo armado com uma lança, estressamo-nos todos os dias. Um estudo publicado em *Brain*,

Behavior, and Immunity relatou que, quando os indivíduos eram instruídos a *lembrar* algo que os deixasse irritados ou estressados, isso podia provocar um aumento nas células T assassinas.[12] Porém, embora o cortisol seja benéfico em pequenas doses esporádicas, quando liberado em excesso ou com muita frequência, ele pode causar um aumento nas células imunes inflamatórias e a uma diminuição nas células anti-inflamatórias, levando à inflamação crônica e a todos os danos que isso acarreta: uma redução na capacidade de combater doenças e danos ao hipocampo e aos órgãos, o que pode aumentar o risco de perda de memória, ansiedade, alterações de humor, depressão e demência. Mesmo baixos níveis de estresse, se constantes, podem levar à liberação de cortisol e células assassinas na corrente sanguínea, resultando em uma resposta inflamatória crônica e desequilibrada do sistema imunológico.

Boas Notícias para os Amantes de Cachorros

Um estudo publicado em *Academic Emergency Medicine* investigou se algo poderia ser feito para reduzir os altos níveis de estresse em médicos e enfermeiros de pronto-socorro.[13] Os pesquisadores fizeram os profissionais passar 5 minutos brincando e acariciando um cachorro de terapia. Após esse tempo, o sangue e a saliva dos participantes foram examinados em busca de níveis de citocinas pró e anti-inflamatórias e do hormônio do estresse, o cortisol. Ele relatou que os trabalhadores retornaram a um estado mais equilibrado, levando a menos inflamação e a uma melhora geral da função imunológica. Se você está se perguntando se só os cachorros fornecem benefícios, um estudo de 2022 mostrou que animais de estimação de qualquer tipo podem ajudar a melhorar a memória.[14] Os autores do estudo afirmaram que parte desse impulso na memória se deve aos benefícios antiestresse e anti-inflamatórios dos animais de estimação. Quem tem pets sente frequentemente a presença deles como algo reconfortante, e parece que há fundamentos fisiológicos reais para a felicidade que sentimos perto de nossos amigos peludos (ou emplumados).

Se você não tem um animal de estimação, foi comprovado que ter um apoio social também ajuda a equilibrar o sistema imunológico.[15] Exploraremos isso com mais detalhes no Capítulo 13.

Lesão Cerebral e Inflamação

Anteriormente, neste capítulo, eu mencionei que, quando se trata da saúde do cérebro, a inflamação crônica é mais preocupante do que a aguda. No entanto, há uma inflamação aguda com a qual precisamos nos preocupar — especificamente, a que resulta de graves lesões cerebrais.

Apenas nos Estados Unidos, mais de 23 milhões de adultos acima de 40 anos tiveram uma lesão na cabeça que resultou em perda de consciência.[16] Mas uma lesão na cabeça pode causar danos duradouros, mesmo se você não perder a consciência. Vários estudos descobriram uma ligação entre lesões na cabeça, como concussões, e a demência.[17] Mesmo uma lesão cerebral leve pode ter impactos negativos de longo prazo na saúde cerebral décadas depois: um estudo de 2021 realizado na Universidade da Pensilvânia mostrou que uma única lesão na cabeça pode aumentar o risco de uma pessoa desenvolver demência em 1,25 vezes em comparação com aquelas sem lesões. Relatou também que quase um em cada dez casos de demência pode ser atribuído a pelo menos um trauma ou lesão anterior na cabeça.[18]

Estudos mostraram que cada lesão na cabeça subsequente aumenta o risco de demência.[19] Mas, por mais perigosa que uma lesão cerebral possa ser, esse é um fator de risco que muitas vezes podemos minimizar simplesmente usando medidas preventivas, como cintos de segurança e capacetes.

As lesões cerebrais, incluindo as concussões, aumentam o risco de demência por duas razões principais. A primeira é que, quando o cérebro incha, isso interrompe o processo de remoção de toxinas nele.[20] A segunda é que a inflamação que ocorre após uma lesão cerebral pode fazer com que as micróglias ataquem células cerebrais saudáveis em vez de eliminar resíduos. Os fatores de estilo de vida abordados neste livro que otimizam o processo de limpeza e suprimem a inflamação são partes essenciais de um tratamento abrangente para lesões cerebrais traumáticas.

Uma Conexão Final Surpreendente para Fazer Você Sorrir

Um pequeno, mas intrigante, estudo realizado na Universidade de Loma Linda observou vinte pessoas com diabetes, hipertensão, pressão alta ou doenças cardíacas.[21] Todos os participantes do estudo foram medicados com base em suas condições específicas e acompanhados por um ano. Os pesquisadores então os dividiram em dois grupos. Um grupo teve a chance de fazer algo que o outro não fez: assistir a programas de comédia por 30 minutos, todos os dias.

Os pesquisadores monitoraram ambos os grupos e compararam seus níveis sanguíneos de hormônios do estresse, colesterol e citocinas inflamatórias. Mês após mês, o grupo que assistiu aos programas de comédia teve níveis mais baixos de hormônios de estresse, e o bom colesterol aumentou em 26%. As citocinas inflamatórias diminuíram em 66% no grupo que assistiu aos programas de comédia contra 26% no grupo de controle. Esse talvez tenha sido um estudo pequeno, mas é algo a se considerar em relação à forma como nosso humor cotidiano está ligado ao nosso sistema imunológico e a vários aspectos da nossa saúde. Lembre-se de reservar um tempo no seu dia para se divertir e rir.

As discussões deste capítulo sobre humor e saúde cerebral podem ter feito você pensar em como a saúde mental afeta o cérebro de forma mais geral. É isso o que abordaremos no próximo capítulo.

CAPÍTULO 9

Saúde Mental É Saúde Cerebral

SURGEM ESTUDOS DE TEMPOS EM TEMPOS QUE FAZEM OS CIENtistas pararem e reconsiderarem certas questões. Este é um deles: pesquisadores acompanharam 1,7 milhão de pessoas durante 30 anos para investigar se havia uma relação entre o desenvolvimento de demência e distúrbios de saúde mental, como depressão, ansiedade e transtorno bipolar.[1] Quando o estudo foi publicado, em 2022, ele mostrou que, em média, o surgimento da demência ocorreu 5 anos mais cedo naqueles que tinham um distúrbio mental em comparação com os que não tinham. Os pesquisadores analisaram também doenças crônicas como doenças cardiovasculares, derrame, diabetes, gota, doença pulmonar obstrutiva crônica, lesão cerebral traumática e câncer. Eles ficaram surpresos ao descobrir que o risco de desenvolver demência estava mais fortemente associado a distúrbios mentais do que a doenças físicas crônicas.

É importante observar que cada uma dessas condições pode aumentar o risco de envelhecimento cerebral e demência. No estudo de 2022, essa ligação entre distúrbios de saúde mental e demência foi observada tanto em homens quanto em mulheres e se aplicou tanto à demência do tipo Alzheimer quanto à do tipo não-Alzheimer. Então, embora saibamos que a saúde mental é crucial para o nosso bem-estar diário, agora entendemos que ela pode afetar de forma profunda o envelhecimento cerebral e a demência a longo prazo. Compreensivelmente, apenas ouvir essas notícias já pode ser motivo para ansiedade. Para deixar claro, o fato de alguém ter um distúrbio de saúde mental não significa que essa pessoa está predestinada a desenvolver demência. Mas existe um risco elevado, e essa compreensão abre novas vias para proteger o cérebro.[2] Para tranquilizá-los, abordaremos essas estratégias de proteção na Parte Três, que também são intervenções-chave no estilo de vida para tratar distúrbios de saúde mental. Mas, antes de chegarmos lá, vamos entender a ciência do humor, da saúde mental e da saúde cerebral.

Distúrbios de saúde mental estão ligados a disfunções de humor, mas não são a mesma coisa (resumidamente, um mau humor não é um distúrbio de saúde mental). O humor nos indica se as coisas estão indo bem ou mal em nosso mundo interno e externo — é um elemento essencial para a nossa sobrevivência e reprodução.

A Ciência Cerebral dos Humores

Mesmo o humor sendo um estado temporário da mente, ele desempenha um papel crucial na conexão entre o sistema imunológico, os hormônios, o sistema nervoso e o cérebro. No entanto, quando o humor se torna algo absolutamente incontrolável, ele passa a ser uma questão médica, podendo exercer um impacto devastador na saúde cerebral e acelerar o envelhecimento do cérebro.

O que exatamente é o humor? Imagine um dia normal: você está dirigindo para o trabalho e alguém o corta no trânsito. Vai ao supermercado comprar um pouco de leite e a pessoa à sua frente no caixa rápido tem itens demais. Vai ao cinema e tem alguém falando ao celular durante o filme. Se você for como eu, provavelmente já sente o seu humor se abalando só de pensar nesses incidentes. Mas mesmo que achar que apenas um desses eventos poderia arruinar o seu dia, isso provavelmente não é verdade. Se a única coisa que aconteceu foi alguém cortá-lo no trânsito, você pode se sentir irritado, mas isso não deveria estragar todo o seu dia. É por isso que os humores — especialmente os ruins — são mais frequentemente produtos de uma *acumulação* de momentos.

Um estudo interessante colocou pessoas sozinhas em uma sala com um monte de rosquinhas e lhes disse para não comer os doces por 20 minutos.[3] Algumas comeram as rosquinhas mesmo assim. Outras se abstiveram. (Não sei como, mas conseguiram!) Depois que os 20 minutos se passaram, alguém entrava na sala e insultava o participante do estudo. Quem você acha que ficou com o humor pior depois de ser insultado — os que comeram as rosquinhas ou os que se abstiveram?

As pessoas que resistiram a comer as rosquinhas tinham mais probabilidade de estar de mau humor e mais propensas a se tornar agressivas. Isso porque a maioria das pessoas quer comer as rosquinhas. Esse desejo ativa o sistema límbico (que é composto pela amígdala, pelo hipocampo e pelo hipotálamo) — a parte do cérebro relacionada ao "desejo". Quando você *resiste* às coisas que deseja, envolve outra parte do cérebro, o córtex pré-frontal, do qual falamos no Capítulo 5 e que age como um freio, enviando sinais para suprimir o desejo. Lembre-se, o córtex pré-frontal é como a bateria de um celular, carregando durante a noite enquanto dormimos. À medida que o dia avança e lidamos com as exigências da vida diária, ele começa a se esgotar, e o mesmo acontece com o foco, com a força de vontade e com o humor.

As pessoas que não comeram as rosquinhas estavam usando a força de vontade, o que drenou o córtex pré-frontal. Assim, quando foram insultadas, elas não tinham mais energia para controlar o humor. (Isso também explica por que as pessoas têm maior probabilidade de sair da dieta à noite.)

O humor está conectado também à sua saúde de maneiras surpreendentes. Por exemplo, ele pode afetar o sucesso de um procedimento médico. Um estudo avaliou o humor das pessoas antes de passar por uma operação e descobriu que aqueles que entraram no procedimento de mau humor — sentindo medo, raiva ou tristeza — tiveram efeitos significativamente mais negativos da cirurgia.[4] Cerca de 22% das pessoas em estados de humor ruins tiveram dificuldades na recuperação, ao passo que apenas 12% das pessoas de bom humor enfrentaram problemas para se recuperar. Não importava quão bom era o humor do indivíduo, bastava que ele não estivesse ruim. Você não precisa entrar dançando em uma consulta hospitalar, mas é importante não estar em um estado de humor negativo, mesmo durante um momento compreensivelmente estressante. Essa relação entre humor e cura não é muito surpreendente quando pensamos em como o humor afeta os níveis de estresse. Ter muito estresse ou cortisol pode aumentar a inflamação. Com muita inflamação o corpo não se cura. Nosso humor, nossa cura e nossa saúde geral estão todos conectados.

Transtornos de Saúde Mental e Envelhecimento Cerebral

Transtornos como depressão, transtorno bipolar e ansiedade são extremamente complexos e, claro, não são os únicos desse tipo. Neste livro, abordarei aspectos dessas três condições comuns apenas para contextualizá-las no cenário do envelhecimento cerebral.

Três Transtornos de Saúde Mental Comuns

Ansiedade

A ansiedade e o medo são emoções normais. (A capacidade de sentir preocupação e medo é crucial para nossa sobrevivência: naturalmente temos medo de cobras, aranhas, alturas, animais maiores do que nós com dentes e garras afiadas e pessoas espirrando ao nosso redor.[5] Se nossos antepassados não tivessem medo dessas coisas, provavelmente não teriam sobrevivido. Somos descendentes dos medrosos.) Sentimos medo na presença de uma ameaça imediata. Já a ansiedade é uma sensação de preocupação ou nervosismo acerca de um evento futuro ou hipotético. O medo é uma reação a algo que está acontecendo, ao passo que a ansiedade envolve a antecipação. Ambos podem provocar respostas físicas — o medo se manifesta na resposta de luta ou fuga, ao passo que a ansiedade pode resultar em tensão, preocupação e sintomas físicos como aumento da pressão arterial, suor, tontura, batimentos cardíacos acelerados ou tremor. Contudo, quando a ansiedade afeta negativamente nossa capacidade de encarar o dia a dia, é desproporcional à sua causa ou persiste mesmo após o estressor desaparecer, ela vira um transtorno. O medo se transforma em um transtorno, como uma fobia, que é um medo irracional de algo que não representa perigo.

Os transtornos de ansiedade, que também incluem o transtorno de ansiedade generalizada, o transtorno do pânico, TOC, TEPT e o transtorno de ansiedade social, são as doenças psiquiátricas mais comuns entre crianças e adultos. Quarenta milhões de adultos nos EUA, ou 18% da população adulta, sofrem de um transtorno de ansiedade.[6]

Mesmo sendo altamente tratáveis e com sintomas gerenciáveis, estima-se que apenas um terço das pessoas com transtornos de ansiedade buscam tratamento.[7] É crucial tratar a ansiedade, pois um transtorno desse tipo aumenta o risco de infarto ou de acidente vascular cerebral. Uma pessoa com doença cardíaca e um transtorno de ansiedade tem o dobro de risco de sofrer um infarto.[8] A ansiedade também afeta o sistema imunológico, já que o excesso de liberação de hormônios do estresse pode levar à inflamação.[9]

Depressão

A depressão é uma doença médica. Antes da pandemia de covid-19, ela afetava cerca de 8,5% da população nos Estados Unidos. Pesquisas da Universidade de Boston mostraram que, em 2020, essa taxa saltou para 27,8% e, em 2021, subiu para quase *33% da população dos EUA*. Os sintomas variam de pessoa para pessoa, mas dois sinais significativos da depressão são perder o interesse por algo que antes trazia prazer e ter sentimentos de tristeza ou desesperança que duram duas semanas ou mais.[10] A depressão se manifesta de várias formas, pois afeta múltiplas partes do cérebro, como veremos na próxima seção.

Transtorno Bipolar

O transtorno bipolar (anteriormente conhecido como depressão maníaca) é complexo, mas uma descrição simplificada é que ele causa oscilações extremas no humor, variando entre uma alta incontrolável, chamada de mania, e um estado depressivo. Em essência, o transtorno bipolar é a incapacidade de regular o humor com base no ambiente — isto é, os aspectos da vida do indivíduo não necessariamente se alinham ao seu estado emocional. Existem dois tipos de transtornos bipolares: o bipolar I e o bipolar II. O transtorno bipolar I é caracterizado por mania e depressão severas, ao passo que o transtorno bipolar II envolve depressão com mania menos intensa.[11] Nos Estados Unidos, entre 1% a 2,6% da população sofre de um dos dois tipos de transtorno bipolar.

A ansiedade, a depressão e o transtorno bipolar podem levar ao esgotamento de células cerebrais e a desequilíbrios químicos, o que pode envelhecer precocemente o cérebro e aumentar o risco de demência. Um estudo de 2021 relatou que a ocorrência de depressão na idade adulta jovem (aproximadamente 18 a 40 anos) aumenta o risco de demência na velhice em 73%. Aqueles que tiveram depressão na idade adulta jovem são mais propensos a ter menor cognição dez anos depois.[12] Para aqueles que apresentaram sintomas depressivos mais tarde na vida, o risco de demência aumentou em 43% em comparação com aqueles sem depressão. Estudos sugerem que transtornos de ansiedade aumentam o risco de demência em 29%, e o transtorno bipolar aumenta o risco de demência em quase três vezes em comparação com aqueles sem transtorno.[13]

O Potencial do Lítio

O lítio é frequentemente utilizado para tratar o transtorno bipolar. Um estudo de 2020 relatou que indivíduos com transtorno bipolar que receberam lítio como tratamento tinham aproximadamente metade do risco de desenvolver demência em comparação com aqueles com transtorno bipolar que não estavam tomando lítio.[14] Estudos maiores são necessários, mas o papel do lítio na redução do risco de demência na população geral é uma área de estudo emergente e fascinante.[15]

Por que a depressão, a ansiedade e o transtorno bipolar aumentariam o risco de demência? Existem múltiplos mecanismos.[16]

Primeiro, vejamos o que acontece no cérebro durante o medo e a ansiedade. O medo ativa a amígdala, como se fosse um alarme de incêndio para o cérebro. Normalmente, esse alerta pode salvar a sua vida. Mas imagine um alarme de incêndio disparando o tempo todo, mesmo quando não há incêndio. O alarme ensurdecedor interferiria no seu sono e na sua capacidade de foco. Esse alarme incessante é essencialmente o que acontece quando se tem um transtorno de ansiedade. Quando você sente medo, o cérebro envia sinais elétricos que levam à liberação de substâncias químicas como epinefrina e adrenalina para acelerar o coração: esta é a resposta de luta ou fuga. Essa liberação de substâncias químicas é normal e protetora e deve ser uma resposta *limitada* que termina quando a ameaça acaba. Se essas substâncias químicas forem liberadas com muita frequência, elas podem danificar as células e o DNA e desgastar o cérebro. Na ansiedade, há uma liberação crônica dessas substâncias químicas porque a luta ou fuga, ou o alarme, permanece ligado.

A seguir, como mencionado, a depressão interrompe a funcionalidade e a comunicação em várias partes do cérebro. Ela afeta o córtex orbitofrontal lateral, que está envolvido na nossa capacidade de lembrar coisas que nos fizeram felizes ou nos deram prazer.[17] Uma depressão maltratada ou recorrente pode fazer também com que hormônios de estresse em excesso sejam liberados no cérebro, diminuindo o hipocampo.[18] Isso pode ter um impacto devastador na memória, especificamente na retenção de novas informações.

Por último, o transtorno bipolar é frequentemente caracterizado por um córtex pré-frontal menos ativo, que luta para aplicar os freios para controlar os ânimos, juntamente com um sistema límbico (desejo) mais ativo e reativo. Na fase maníaca do transtorno bipolar, os indivíduos podem sentir que não precisam comer ou dormir e têm um senso inflado de si mesmos. Isso coloca as pessoas em um alto risco de exaustão. Uma célula cerebral normalmente pulsa em um ritmo. Pulsações mais rápidas são visíveis em um indivíduo em um estado maníaco.[19] Quando uma célula pulsa muito rápido por muito tempo, ela pode se esgotar, como uma bateria que se desgasta com o uso excessivo.

Em geral, os transtornos de saúde mental podem ter os seguintes efeitos:

- Eles aumentam o risco de doenças cardiovasculares devido a mudanças no sistema de resposta ao estresse e inflamação. Em essência, uma resposta de luta ou fuga excessivamente ativa pode desgastar o coração e danificar as células cerebrais.
- Podem nos isolar de outras pessoas.
- Em estados depressivos, os indivíduos têm menos probabilidade de se envolver em atividade física.
- Levam à falta de descanso e sono, o que desgasta o sistema cardiovascular.

Todos esses são fatores de risco para demência.

A mensagem principal é que os distúrbios de saúde mental podem desgastar as células cerebrais, o que envelhece precocemente o cérebro. Um cérebro envelhecido corre risco de desenvolver demência.

Experiências da Primeira Infância e Envelhecimento Cerebral

No Capítulo 1, discutimos o desenvolvimento cerebral e vários dos incríveis processos dinâmicos que ocorrem nas primeiras décadas de vida. Será que experiências traumáticas nesse período podem afetar de forma negativa o desenvolvimento e, consequentemente, a estrutura do cérebro, fazendo o risco de demência aumentar mais tarde? Um estudo descobriu que três ou mais experiências traumáticas, como abuso ou negligência na infância, aumentam o risco de desenvolver demência décadas depois.[20] Durante o desenvolvimento cerebral, experiências traumáticas podem interromper a formação completa do córtex pré-frontal e do hipocampo.[21] Essa interrupção pode se manifestar em um cérebro com dificuldades para gerenciar o humor. O cérebro em desenvolvimento é vulnerável e precisa ser protegido.

Desequilíbrios entre substâncias químicas que ocorrem naturalmente no cérebro podem também contribuir para o envelhecimento cerebral. Neurotransmissores como dopamina e serotonina, que regulam o humor e o foco, circulam entre as células cerebrais e são aspectos cruciais da saúde mental. Por exemplo, quando alguém com transtorno bipolar está em um estado maníaco, os níveis de dopamina e serotonina que passam de uma célula cerebral para outra estão elevados. Mecanismos dentro do cérebro percebem que os níveis desses químicos estão muito altos e interrompem sua liberação. (Ainda não temos certeza de *como* essa bioquímica funciona, apenas sabemos que funciona.) O cérebro passa de um estado de inundação dessas substâncias químicas para um de privação. Isso pode levar a um círculo vicioso de células cerebrais liberando muito ou muito pouco dessas substâncias críticas, o que pode afetar negativamente a memória a longo prazo. Os desequilíbrios químicos são também um fator na depressão, pois há evidências de que sentimentos de baixa motivação são causados, em parte, pela falta de dopamina. E, embora o papel da serotonina na depressão ainda não seja completamente claro, sabemos que baixos níveis de serotonina podem impactar negativamente o humor.[22]

O papel da serotonina e da dopamina na saúde mental foi simplificado demais no passado. Essas substâncias químicas fundamentais de fato desempenham um papel nessas condições, mas não está claro se o desequilíbrio delas é a causa ou um efeito secundário. O cérebro é complexo demais para afirmarmos que apenas adicionar ou subtrair um ingrediente bastará para alcançar o equilíbrio. Os transtornos de saúde mental, como a depressão e a ansiedade, não são causados apenas por um cérebro em desequilíbrio, mas isso definitivamente faz parte do que está acontecendo. Para a memória funcionar de forma adequada, deve haver um equilíbrio dessas substâncias químicas cerebrais essenciais. Ter demais ou de menos resulta em desequilíbrio, danificando e envelhecendo as células cerebrais.

Revisitando a Inflamação

No capítulo anterior, falamos sobre como a inflamação envelhece o cérebro. Vale a pena revisitar o tópico aqui. Lembre-se de que discutimos uma ligação entre estados emocionais, o cérebro e a resposta imunológica do corpo. A inflamação e a autoimunidade afetam também a saúde mental. Isso é particularmente importante para as mulheres.

Imagine uma mulher entre 40 e 50 anos sentada no consultório médico, detalhando sua luta contra a depressão. Podemos sentir sua dor e frustração: ela experimentou tomar antidepressivos e fazer terapia conversacional, mas ainda não obteve alívio dos sintomas. Ela não consegue identificar a origem da depressão. Fala do estresse em sua vida, mas isso não é suficiente para justificar os terríveis sentimentos. Passou de especialista em especialista em um carrossel exaustivo e aparentemente interminável.

Em muitos casos, um médico pode suspeitar que a causa de sua depressão seja a menopausa, o que parece lógico e plausível, já que as mudanças nos hormônios podem afetar o humor. No entanto, em alguns casos, a menopausa não é a causa da depressão e/ou ansiedade.

Um estudo da *JAMA Psychiatry* analisou 36 mil pacientes e descobriu que 50% deles que sofriam de depressão ou ansiedade tiveram também um resultado positivo para anticorpos de tireoidite autoimune. Conhecida também como tireoidite de Hashimoto, essa é uma condição em que o sistema imunológico confunde a tireoide e os seus hormônios como uma ameaça e produz anticorpos para atacá-la e destruí-la, perdendo a capacidade de realizar suas funções críticas. A tireoide, uma glândula em forma de borboleta no seu pescoço, secreta hormônios que influenciam uma ampla gama de funções diárias, incluindo o metabolismo, a produção de energia, a temperatura corporal e o crescimento. Quando ela não produz hormônios suficientes, você pode experimentar sintomas como fadiga, sensibilidade ao frio, pele seca, queda de cabelo, ganho de peso e, sim, depressão e problemas de memória. Acontece que a paciente estava sofrendo de uma tireoide inflamada. O problema não estava enraizado apenas no cérebro.

Outra reviravolta interessante na conexão inesperada entre tireoidite de Hashimoto, ansiedade e depressão é que as mulheres são mais frequentemente afetadas do que os homens. E a condição tende a se desenvolver entre os 40 e 50 anos — bem quando um médico pode, incorretamente, deduzir que problemas pós-parto ou a menopausa devem ser os culpados pela ansiedade, ou depressão inexplicada.

Por décadas, o pensamento convencional abordou a ansiedade e a depressão exclusivamente como uma doença que envolvia o cérebro, de modo que os antidepressivos e a terapia conversacional foram considerados o melhor tratamento. Quando esses tratamentos não aliviavam os sintomas de um paciente, no caso, uma mulher de meia-idade, os médicos consideravam a menopausa como a causa provável e prescreviam a terapia hormonal. (Como nota à parte, a falta de resposta aos antidepressivos não é rara: 30% dos pacientes com depressão não respondem ao tratamento antidepressivo.[23]) Eles não pensavam em verificar a tireoide delas ou outras condições autoimunes. Como discutimos no Capítulo 8, sempre que o sistema imunológico de uma pessoa ataca o cérebro, ele pode destruir células cerebrais críticas envolvidas na memória e aumentar o risco de demência — independentemente do sexo da pessoa. É importante lembrar que a relação entre saúde mental e inflamação é uma via de mão dupla em todas as pessoas. Os transtornos de humor podem elevar os níveis de inflamação ao elevar os hormônios do estresse. E a inflamação pode aumentar o risco de depressão, ansiedade e demência ao atacar o cérebro. E um cérebro sob ataque envelhece precocemente.

Espero que este capítulo o tenha impressionado de como é importante buscar tratamento se estiver enfrentando um problema de saúde mental. Não se trata apenas de viver uma vida mais feliz e tranquila hoje (embora isso seja importante). Cuidar do seu bem-estar mental agora protegerá também sua memória e sua função cerebral nos anos futuros. O estigma da saúde mental e as suposições negativas de doenças mentais estão diminuindo, e isso é uma coisa maravilhosa: com mais conscientização e aceitação pública, mais pessoas receberão o tratamento de que precisam.[24] Não há um tratamento único para condições de saúde mental complexas, mas com um diagnóstico cuidadoso feito por um médico, há esperança, e essas condições podem ser administradas. Tratar a depressão, a ansiedade ou o transtorno bipolar pode envolver medicação e terapia. Levar um estilo de vida saudável também é uma grande parte do quebra-cabeça — e os mesmos fatores de estilo de vida que ajudam a apoiar o bem-estar mental são os mesmos hábitos e escolhas críticas que podem proteger o cérebro do acúmulo de lixo, da inflamação, da resistência à insulina e da perda de memória. Então, com isso, vamos finalmente entrar na Parte Três: *como* proteger seu cérebro contra o envelhecimento.

PARTE III

Como Ter um Cérebro à Prova do Tempo

CAPÍTULO 10

Sono: Não É Apenas Sobre a Quantidade de Horas

PETE SAMPRAS, UM DOS MELHORES TENISTAS DE TODOS OS tempos, detinha recordes de Grand Slam, venceu Wimbledon sete vezes e é conhecido pelo seu saque potente. Durante grande parte da década de 1990, ele era *a* referência do tênis. Seus jogos épicos contra outros grandes tenistas de sua época, como Andre Agassi, Michael Chang e Jim Courier, foram lendários.

Não posso dizer o que fez com que ele se tornasse um jogador de elite em relação aos detalhes do tênis, mas sei de algo que certamente contribuiu para seu sucesso. Para onde quer que Sampras viajasse — e ele viajou o mundo todo, atravessando vários fusos horários — ele carregava consigo um rolo de fita isolante preta.[1]

Essa fita não era para sua raquete ou suas lesões.

Toda vez que Sampras entrava em um novo quarto de hotel, ele pegava a fita e cobria toda luz eletrônica no quarto. Relógios, alarmes de incêndio, unidades de refrigeração, até mesmo a pequena luz vermelha na TV que fica acesa quando o aparelho está desligado. Se a luz do dia se espremesse pelas cortinas, elas eram vedadas com fita. Qualquer coisa que emitisse luz era coberta pela fita preta.

Por quê? Sampras descobriu que jogava melhor, ficava mais focado e tinha mais energia quando dormia em total escuridão. Naquela época, quando as pessoas souberam que ele fazia isso, houve quem dissesse que esse era um comportamento exagerado, digno de uma diva. Mas agora, sabemos que ele estava certo. Sampras sabia que a luz — por mais fraca que fosse — tinha o potencial de acordá-lo durante o sono. Ele sabia instintivamente o que os cientistas desde então aprenderam por meio de pesquisas e estudos: a luz artificial interfere em nossos ciclos naturais de sono.[2] E o sono interrompido afeta o nosso cérebro. Em outras palavras, não é apenas o número de horas de sono que você dorme, mas também *o quão eficazes* são essas horas.

Há uma razão para este capítulo sobre o sono iniciar a terceira parte, que é toda sobre estratégias para impulsionar o cérebro e equilibrar o sistema imunológico: o sono provavelmente é o maior aliado na luta para preservar o cérebro — e um sono profundo, de qualidade e restaurador é crucial para a saúde cerebral.

A Ciência do Sono

Talvez você pense no sono apenas quando não dorme o suficiente ou quando acorda se perguntando por que acabou de sonhar com uma lontra, com sua professora do jardim de infância e com uma piscina com 10 mil nectarinas. Mas o sono não se resume apenas a descanso ou tempo para sonhar. Ficaria surpreso ao descobrir que a dificuldade para dormir está relacionada a doenças e condições como diabetes, doenças cardíacas, depressão, ansiedade, câncer e obesidade, bem como Alzheimer e demência.

O sono ruim não nos torna vulneráveis a essas condições apenas porque nos deixa cansados. Há mais no sono do que apenas descanso. Por um lado, a falta de sono também desregula nosso ritmo circadiano, o relógio biológico interno que orquestra aspectos da saúde como humor, metabolismo, energia e liberação de hormônios. Já parou para perceber como se sentia na semana após ajustar seu relógio para o horário de verão? Adiantávamos o relógio em uma hora, perdendo uma hora de sono, e muitas pessoas reclamavam que simplesmente não se sentiam bem na semana seguinte. Esse sentimento se manifesta no mundo: há mais acidentes de trânsito e lesões no local de trabalho, bem como mais ataques cardíacos e derrames, na semana após o horário de verão.[3] Um estudo na escola de negócios de Columbia até descobriu que os juízes dão sentenças mais severas na semana após a mudança para o horário de verão.[4] (Essa é uma dica valiosa se você algum dia precisar agendar uma audiência no tribunal!)

Então, por que o sono é tão crucial para o corpo e o cérebro? Vamos dar uma olhada aprofundada no que acontece quando caímos no sono à noite.

Entendendo o Ciclo do Sono

Passamos por três estágios do sono: sono leve, sono profundo e sono REM (Movimento Rápido dos Olhos). O ciclo tem algumas complexidades, mas podemos resumi-lo assim. Esses três estágios levam cerca de 90 minutos no total, e você repete esse ciclo durante toda a noite.

Uma forma de reconhecer cada estágio é medir a quantidade de atividade elétrica no cérebro. Seus neurônios se comunicam enviando sinais elétricos uns aos outros. Quanto mais seu cérebro trabalha, mais eletricidade ele gera:

- No sono leve, a quantidade é semelhante à de quando você está acordado.
- No sono profundo, há uma atividade elétrica muito baixa em relação aos estados de sono leve e REM.
- No sono REM, há um nível mais elevado de atividade elétrica do que quando você está acordado.

Em um ciclo normal de sono, seu cérebro acorda a cada 90 minutos, mesmo que você não esteja ciente disso. Por isso, não se preocupe se acordar brevemente durante a noite — essa é uma parte natural do processo. O problema surge quando acordamos e começamos a pensar em todas as coisas que não fizemos no dia anterior e o que temos que fazer amanhã ou ficamos tão estressados por acordar que não conseguimos voltar a dormir. Se você acordar completamente, evite olhar para o relógio ou pensar na lista de tarefas do dia seguinte. Respire fundo várias vezes e lembre-se de que seu cérebro só terminou um ciclo de sono e agora é hora do próximo.

Relaxe para Dormir Melhor

Você já se revirou na cama tentando dormir em um quarto quente demais? A maioria das pessoas acha mais fácil adormecer em um ambiente fresco, em vez de quente, e há uma razão para isso. Vamos explorar um pouco mais o ciclo do sono. A primeira fase do ciclo, o sono leve, dura cerca de 20 a 30 minutos. Durante o sono leve, seu cérebro tem uma atividade elétrica significativa, o que explica por que, se você acordar nesta fase, se sentirá mais descansado. Seu cérebro diminui a temperatura do corpo para fazer a transição do sono leve para o sono profundo. Um estudo descobriu que, se você está tendo problemas para adormecer, baixar a temperatura do quarto em alguns graus ajuda a atingir um sono mais profundo e revigorante para o cérebro.[5] Para reduzir a temperatura do quarto, abaixe o termostato ou abra a janela um pouco. Você pode também procurar lençóis, cobertores e pijamas mais leves ou frescos.

Sono e Sistema Imunológico

O sono é uma arma secreta para o seu sistema imunológico. Pesquisadores queriam saber se as pessoas eram mais propensas a pegar um resfriado se não tivessem uma boa noite de sono, então borrifaram o vírus do resfriado no rosto de um grupo de voluntários. (Repito: eram voluntários.) Metade do grupo teve um sono profundo ininterrupto, e a outra metade foi acordada cada vez que o cérebro entrava no sono profundo. Aqueles cujos períodos de sono profundo foram interrompidos ficaram claramente mais resfriados.[6]

Um estudo semelhante relatou que dormir 4 horas por noite aumentava o risco de pegar um resfriado comum. A falta de sono foi um fator maior do que a idade, os níveis de estresse ou ser fumante ou não fumante.[7] Durante o sono, seus linfócitos T combatem vírus, bactérias e até mesmo células cancerígenas. O sono permite que os linfócitos T ativem proteínas aderentes chamadas integrinas.[8] Essas integrinas ajudam os linfócitos T a se fixar nesses invasores ou células infectadas e destruí-los. Se os linfócitos T não conseguirem se fixar e destruir os patógenos perigosos, estaremos muito mais propensos a ficar doentes.

Distúrbio do Sono REM

Enquanto estamos sonhando, uma área chamada ponte, na parte de trás do cérebro, envia um sinal pela medula espinhal para paralisar o corpo do pescoço para baixo. Isso é normal. Por que isso acontece? Se não estivesse paralisado, você agiria de acordo com seus sonhos — o que poderia ser muito perigoso se estivesse sonhando com uma briga, por exemplo. Quando uma pessoa não fica paralisada durante o sonho, isso é chamado de distúrbio do sono REM. Isso *não* é o mesmo que falar durante o sono ou fazer algum movimento leve, é diferente também de sonambulismo ou dos efeitos colaterais de medicamentos para o sono que fazem algumas pessoas saírem da cama e comerem ou andarem por aí ainda dormindo. O distúrbio do sono REM é realmente sair da cama e *agir de acordo* com um sonho. Há evidências de que essa desordem pode ser um sinal precoce de algumas doenças cerebrais como Parkinson e demência por corpos de Lewy.[9] Isso não significa que uma pessoa com esse distúrbio está fadada a desenvolver essas condições. Significa apenas que há um risco elevado, sendo um sinal de alerta que não deve ser ignorado. Se você estiver apresentando qualquer uma dessas anormalidades do sono, é importante marcar uma consulta com um neurologista.

Queremos garantir que estamos fazendo tudo o que for necessário para obter vários ciclos de sono profundo e REM ao longo da noite. O sono profundo é a fase de reparo, regeneração e rejuvenescimento do corpo. A atividade cerebral diminui significativamente, pois esse é o momento em que seu cérebro, como discutido no Capítulo 2, elimina o "lixo" de 80 bilhões de células cerebrais, antes que o fluido da sua medula espinhal inunde o cérebro para limpá-lo. Enquanto seu cérebro está sendo cuidadosamente limpo, seu corpo está também se reparando, reconstruindo músculos e ossos. Se não tivermos um sono profundo e eficaz, envelheceremos bem mais rápido. Além disso, à medida que envelhecemos, podemos ter menos sono profundo, o que pode danificar o cérebro e o sistema imunológico. O sono profundo começa a diminuir consideravelmente a partir dos 30 anos.[10] Esta falta de sono eficaz à medida que envelhecemos é um fator-chave em problemas de memória, do cérebro e do sistema imunológico.

A fase REM, ou fase dos sonhos, do ciclo do sono é crucial para lembrar tudo o que você aprendeu durante o dia. Conforme as conexões entre as células do seu cérebro estão lembrando agora, tudo o que aprendeu está armazenado nas conexões entre seus 80 bilhões de células cerebrais.

Quando sonha, seu cérebro envia estímulos elétricos sobre essas novas conexões formadas. Seja para um teste que fará ou apenas para lembrar o que aprendeu na última aula de golfe ou de francês, se não tiver o sono REM, seu aprendizado não será tão eficaz.

Além de fortalecer novas conexões durante o sono REM, seu cérebro também desfaz quaisquer conexões antigas que não considera mais como importantes. É por isso que seus sonhos frequentemente são uma mistura bizarra de coisas que você acabou de aprender ou vivenciar e de pessoas e coisas sobre as quais você não pensava há muito tempo.

Agora, para entender melhor como você pode usar o sono para manter seu cérebro e seu sistema imunológico jovens, vamos nos aprofundar nas descobertas que podem ajudar a melhorar o sono.

Seu Relógio Cerebral

Um pequeno grupo de 20 mil células cerebrais chamado núcleo supraquiasmático, ou seu "relógio cerebral", é tão importante para nossa compreensão do cérebro que as pessoas que descobriram como o relógio cerebral funciona (Jeffrey C. Hall, Michael Rosbash e Michael W. Young) ganharam o Prêmio Nobel de Fisiologia ou Medicina em 2017. Esse conjunto de células, do tamanho da cabeça de um alfinete, é uma das áreas mais emocionantes da pesquisa médica porque é o relógio mestre para todo o corpo.

O seu corpo é composto por cerca de 37 trilhões de células, e muitas dessas células estão atentas àquele pequeno aglomerado de 20 mil células que define o ritmo e a cadência do que todas as outras precisam fazer: células cardíacas para manter o coração batendo, células estomacais para digerir a comida, células adrenais para liberar hormônios no sangue. Para entender de forma simples como o relógio do cérebro funciona, considere o cenário a seguir. Você está na cama à noite e todas as luzes estão apagadas. Eis o que acontece no seu cérebro:

1. O seu relógio cerebral percebe a escuridão e faz com que o cérebro libere um elemento químico chamado melatonina.
2. A melatonina faz o cérebro adormecer.
3. Na escuridão, a melatonina continua sendo liberada, mantendo o cérebro adormecido.

Quando é hora de acordar:

1. A luz natural de fora entra pelas janelas e passa pelos seus olhos. Isso ocorre mesmo que suas pálpebras estejam fechadas.
2. A luz informa ao seu relógio cerebral para desligar a melatonina.
3. Na ausência de melatonina, você acorda.

Mas assim como um maestro ruim pode atrapalhar o ritmo de uma orquestra, um relógio cerebral disfuncional pode descarrilar o ritmo cardíaco, respiração, o metabolismo, o humor, a digestão e o sono. Por exemplo, idosos sem problemas de memória podem dar entrada em um hospital e sair com problemas de memória.[11] Por quê? Nos hospitais, as luzes costumam ficar acesas a noite inteira, e os pacientes são frequentemente perturbados por enfermeiros que verificam sinais vitais ou por ruídos de um colega de quarto ou do corredor. Essas pequenas interrupções à noite, combinadas com a falta de luz natural durante o dia, acabam com o sono eficaz e com a preservação da memória.

No mundo de hoje, enfrentamos muitas interrupções tanto nas fases de "adormecer" quanto de "acordar". O cérebro evoluiu ao longo de milhões de anos, mas não mudou muito nos últimos 10 mil. Ele ainda não se adaptou ao estilo de vida moderno que funciona 24 horas por dia. A boa notícia é que podemos usar o relógio cerebral para superar os efeitos das interrupções no sono. Ajustes muito simples para fazer o cérebro retornar aos ritmos naturais de luz natural e a verdadeira escuridão podem fazer uma grande diferença para melhor.

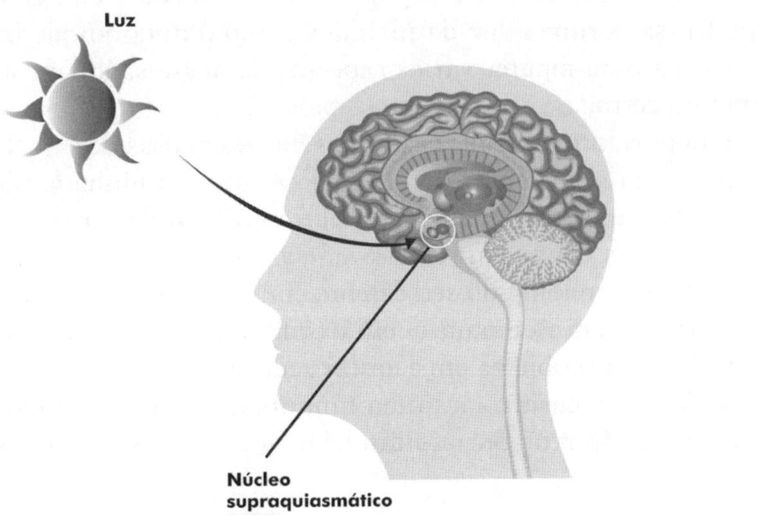

Use a Luz para Ajustar o Seu Temporizador Interno de Sono

O relógio cerebral é como um temporizador que você pode ajustar para ajudá-lo a adormecer. Como fazer isso? Ao acordar, saia para a luz natural por cerca de 10 a 15 minutos. Sim, começamos a nos preparar para dormir quando acordamos pela manhã. Uma caminhada rápida pelo quarteirão já serve. Ao fazer isso, você inicia a contagem regressiva para adormecer à noite. Parece simples, mas perder esses poucos minutos de luz natural pode desregular o relógio cerebral. Se trabalha em casa ou entra no carro e vai direto para o escritório, pode perder essa dose de luz natural e se preparar para problemas de sono.

Frequentemente me perguntam: "Eu preciso sair? Posso ficar perto da janela? Posso colocar uma esteira perto da janela? Há algo que eu possa fazer para não precisar sair de casa?"

Olha, eu entendo que nem sempre é fácil sair de casa. Há dias em que está muito frio, difícil ou chovendo. Nessas situações, tente ficar perto de janelas pela manhã e ao longo do dia. Mas sempre que possível, saia. *Um ponto importante é que a luz natural, aliada ao movimento e ao ar fresco, formam uma tríade benéfica para o cérebro.* Você precisa dos três para obter os melhores resultados. E o dia não precisa ser perfeito, estudos mostram que até mesmo um dia nublado tem o comprimento de onda certo de luz natural para estimular adequadamente o relógio cerebral. Então, não dispense um dia nublado.[12] Eu trabalho com atletas profissionais para maximizar o desempenho otimizando o sono, e essa dica de pegar luz da manhã é uma das menores mudanças, mas exerce um impacto poderoso. Embora muitas vezes seja negligenciada em nossa vida agitada, essa dica é poderosa porque a luz da manhã é como o dominó que inicia a reação em cadeia para manter vários aspectos da nossa saúde mental e física no caminho certo.

É importante também fazer duas ou três pausas de 10 a 15 minutos ao longo do dia e sair ao ar livre. Pense em uma caminhada rápida no meio da manhã, uma após o almoço e outra no final da tarde. A dose matinal de luz inicia a contagem regressiva, e as doses de luz natural ao longo do dia mantêm o relógio do seu cérebro funcionando bem e pontualmente.

Uma pergunta comum é: eu acordo antes do sol nascer, o que devo fazer? Não há problema em acordar cedo se você dorme o suficiente, mas, assim que o sol nascer, faça uma caminhada rápida ao ar livre. Para quem gosta de acordar tarde, isso também funciona — só é importante estar ciente de que acordar *muito* tarde pode adiar a hora de dormir. Há evidências de que ir para a cama depois da meia-noite ou 1 da manhã aumenta o risco de problemas de saúde mental como depressão, mas dormir apenas uma hora mais cedo pode reduzir o risco de depressão grave em 23%.[13]

Um estudo interessante analisou um grupo de pessoas com grande dificuldade para dormir.[14] Essas pessoas tentaram várias técnicas, incluindo pílulas para dormir, para redefinir seu relógio cerebral, mas todas falharam. Os pesquisadores as levaram para acampar, o que significou receberem muita luz natural e experimentar a verdadeira escuridão — sem aparelhos eletrônicos! — à noite. Em um fim de semana, os participantes conseguiram ajustar o relógio cerebral e dormir significativamente melhor.

Você pode tentar isso. (Se fizer, não vá para um *glamping*, e não leve seus aparelhos e todas as modernidades consigo.) Se não quiser dormir em um saco de dormir ou em uma barraca, faça uma avaliação honesta do seu dia. Pergunte-se:

- Quanta luz natural realmente recebo de manhã e ao longo do dia?
- Quanta escuridão verdadeira tenho à noite?
- Fico na presença de muita luz artificial à noite?

Comece a fazer pequenos ajustes onde puder. Considere reduzir as luzes e limitar o número de horas na presença de luz artificial antes de dormir. As próximas páginas compartilham minhas melhores dicas para um sono que impulsiona o cérebro.

"Você Ainda Está Assistindo?"

Cuidado com as maratonas de TV à noite. Existe um boato de que, em uma reunião da Netflix, o CEO da empresa anunciou aos funcionários que seu maior concorrente era o sono. Serviços de streaming usam truques baseados na neurociência para nos manter grudados na tela. Um desses truques é começar o próximo episódio antes dos créditos finais. Antes que você perceba, já está envolvido no próximo episódio e, em seguida, "só mais um episódio" se transforma em uma temporada inteira antes do amanhecer. Lembre-se, um horário regular de sono e um sono de qualidade são ingredientes críticos para equilibrar o sistema imunológico.

Como Conseguir o Melhor Sono para o Seu Cérebro

Acredito que ninguém contestaria que estamos em meio a uma crise do sono. Além do fato da nossa vida profissional nos pressionar a trabalhar incessantemente, também somos distraídos pela tecnologia, que nos encoraja a adiar o sono. Além disso, problemas de saúde generalizados com sintomas como dor e ansiedade apenas dificultam ainda mais dormir bem.

Infelizmente, tornamo-nos excessivamente dependentes de medicamentos para dormir. Um estudo publicado na revista *JAMA Internal Medicine* revelou que medicamentos de venda livre para resfriados, dor e sono podem aumentar de maneira expressiva o risco de demência.[15] Esses remédios colocam o cérebro em um estado semelhante a um transe, que é diferente de um sono profundo eficaz, não permitindo que o cérebro limpe com eficácia o lixo cerebral. Por isso, a Academia Americana de Medicina do Sono não recomenda mais esses medicamentos como primeira linha de tratamento para insônia.[16]

Mesmo os suplementos de melatonina provavelmente não são uma boa ideia. Primeiramente, eles não são regulamentados pela FDA. Um estudo publicado no *Journal of Clinical Sleep Medicine* testou a quantidade de melatonina em diferentes marcas do suplemento. Descobriu-se que havia ou muito, ou pouco, ou até mesmo compostos completamente diferentes em cada um dos suplementos, comparado ao que estava anunciado no rótulo.[17] (Este é um problema comum em qualquer suplemento, seja de melatonina ou não, que não seja regulado pela FDA: a realidade é que você nem sempre sabe o que está consumindo.) Suplementos de melatonina podem também interferir com outros medicamentos e até mesmo impedir que o cérebro produza sua própria melatonina, ou o que se chama de liberação endógena de melatonina. A ressalva para essas recomendações é se o seu médico determinou que os suplementos de melatonina são adequados para você.

Resumindo, em vez de depender de auxílios externos (a menos que seu médico especificamente diga o contrário), utilize o que sabemos sobre o funcionamento do seu cérebro para conseguir um sono eficaz.

Para Pegar no Sono...

Tome um banho quente. Uma análise de 5.322 estudos descobriu que você pode fazer algo muito simples para adormecer mais rápido, além de ter uma noite de sono melhor: tomar um banho quente cerca de 90 minutos a 2 horas antes de ir para a cama.[18]

Sim, um banho morno ou quente é relaxante, mas há mais nisso. Para que o cérebro consiga pegar no sono, a temperatura central do corpo precisa baixar, conforme discutimos na seção sobre ciclos de sono. Se você tomar um banho morno ou quente cerca de 90 minutos antes de dormir, seu corpo se resfriará após ser aquecido pela água. Esse processo diminuirá a temperatura geral do corpo, e você se sentirá fresco o suficiente para pegar no sono. O período de 90 minutos é porque isso dá ao corpo tempo suficiente para se ajustar e estar na temperatura certa para o sono. Um banho morno ajudou as pessoas a pegarem no sono 10 minutos mais rápido, além de proporcionar uma noite de sono mais repousante e eficaz.[19]

Tenha papel e caneta ao lado da cama. Muitas vezes, um pensamento estressante nos impede de adormecer ou nos acorda durante a noite.[20] Uma solução simples é anotar uma lista de preocupações e tarefas pendentes.[21] (Lembre-se de usar uma caneta ou lápis à moda antiga para evitar olhar para uma tela antes de dormir).

Em um estudo, quando as pessoas fizeram essa prática simples antes de dormir, elas pegaram no sono mais rápido e dormiram significativamente melhor do que aquelas que não anotaram suas listas de tarefas.[22] Por quê? Pense na lista de contatos do seu telefone e em quantos números de telefone tem memorizado hoje em comparação com 15 ou mesmo 5 anos atrás. Não é preciso memorizar os números de telefone porque o seu celular faz isso por você. Quando seu cérebro sabe que informações importantes estão armazenadas com segurança, ele libera essas informações. Curiosamente, esse estudo constatou que aqueles que fizeram uma lista de tarefas mais detalhada pegaram no sono ainda mais rápido do que aqueles que fizeram uma lista simples. Use esse truque a seu favor e armazene suas preocupações, ansiedades e lista de tarefas no papel, diga ao seu cérebro que está tudo guardado com segurança e que você pode revisitar isso pela manhã, e então tenha uma boa noite de sono!

Desacelere com inteligência. Imagine que você estava dirigindo a 130 km/h na autoestrada e entrou na sua garagem a essa velocidade quando chegou em casa. Isso não seria sensato. No entanto, é o que fazemos quando executamos várias tarefas logo antes de dormir, checando nossos celulares, terminando o trabalho, cuidando das tarefas de última hora. Crie um intervalo entre o seu dia e o sono. Não caia na armadilha de pensar que, se fizer apenas mais uma coisa, terá um dia menos estressante amanhã. Porque sem uma boa noite de sono, você *terá* um dia estressante amanhã.

O sono é o momento em que o seu cérebro recalibra a resposta ao estresse e recarrega as partes que o acalmam. Pesquisas apresentadas na Academia Americana de Medicina do Sono mostram que 15 minutos de atenção plena ou Mindfulness (discutiremos mais sobre isso no próximo capítulo) podem melhorar a qualidade do sono.[23] Atividades relaxantes como alongamento leve, ouvir música, escrever um diário, fazer aquela lista de tarefas ou preocupações ou ler um livro também se mostraram eficazes.[24] Apenas certifique-se de fazer uma atividade relaxante para desacelerar entre o seu dia agitado e uma hora de dormir tranquila.

Estabeleça uma rotina. Você já dirigiu do trabalho para casa ou de casa para o trabalho, chegou ao seu destino e se perguntou: "Como cheguei aqui?" Mesmo distraído, seu cérebro nota a rotina visual familiar e entra no piloto automático. Por exemplo, seu cérebro percebe inconscientemente que uma placa de rua específica segue outra que você vê o tempo todo. A última coisa que seu cérebro quer fazer é desperdiçar energia, então, quando reconhece esse padrão, entende que não precisa se esforçar com pensamentos conscientes.

Use esse truque cerebral a seu favor e escolha algo para fazer todas as noites cerca de meia hora antes de dormir. Algumas opções são um alongamento leve ou escrever suas preocupações, como mencionado na seção anterior. Conheço pessoas que me disseram que tentam ler o mesmo livro chato há dez anos e isso as faz adormecer. É um sinal perfeito para o cérebro de que o dia acabou e é hora de descansar. Mas, se você não quiser ler a mesma página repetidas vezes, pense em atividades que podem ser feitas em luz baixa e que não sejam excessivamente estimulantes. Essas atividades relaxantes não só o acalmarão, mas também sinalizarão ao seu cérebro que o sono é o próximo passo, e seu cérebro entrará no piloto automático para fazê-lo dormir.

Crie um pôr do sol no seu quarto. Para muitas pessoas, a rotina pré-cama é assim: todas as luzes do quarto e do banheiro estão acesas, e a TV está ligada nas notícias enquanto escovam os dentes. Depois, desligam as luzes e a TV, pulam na cama e se perguntam por que estão demorando meia hora para pegar no sono.

Isso acontece porque aquele relógio cerebral está programado para não adormecer imediatamente. Para a maioria das pessoas, o tempo entre o cérebro liberar melatonina e realmente pegar no sono dura de 20 a 35 minutos. Se você quiser aumentar suas chances de adormecer mais rapidamente assim que deitar na cama, crie um pôr do sol no seu quarto. Isso vai sinalizar ao seu relógio cerebral que é noite, então ele começará o processo de liberar melatonina. Basta desligar a TV e diminuir as luzes meia hora antes de querer pegar no sono. E se for ler, faça isso em um livro físico. Um estudo publicado no *Proceedings of the National Academy of Sciences* teve dois grupos de pessoas lendo a mesma história antes de dormir, mas um grupo usou um dispositivo que emite luz, como um celular ou tablet, enquanto o outro grupo leu um livro físico. O segundo grupo pegou no sono mais rápido e dormiu melhor.[25]

Esses dispositivos eletrônicos que adoramos emitem luz azul, semelhante à luz do dia. Quando você usa o celular, o tablet ou o computador, seu cérebro pensa que é dia e atrasa a liberação de melatonina. (Mais um motivo para largar o telefone.) Você pode estar se perguntando sobre esses aplicativos que dizem bloquear a luz azul. Infelizmente, nenhum deles foi estudado o suficiente por ninguém além das empresas que os vendem. Leve também em consideração que as informações no dispositivo em si podem ser estressantes ou associadas ao estresse. Por exemplo, se você estiver olhando para o celular do trabalho antes de dormir, seu cérebro pode associar o celular ao estresse do trabalho. Isso por si só pode perturbar o sono. Um estudo publicado pela Academia Americana de Medicina do Sono descobriu que pessoas que olharam para o celular antes de deitar tendiam ter mais fome e consumiam calorias extras antes de dormir.[26] Você não imaginaria que essas duas atividades estariam conectadas até pensar na relação entre luz azul, luz do dia e comer. Enganar o cérebro pensando que é dia também pode ativar mecanismos relacionados à fome, já que estamos programados para comer durante as horas de luz do dia.

Hidrate-se no momento certo. De acordo com a Fundação Nacional do Sono dos Estados Unidos, a maioria das mulheres precisa de aproximadamente 2,7 litros de líquido por dia com base no peso corporal, ao passo que a maioria dos homens precisa de cerca de 3,7 litros. A desidratação pode prejudicar o sono. Vias nasais ressecadas podem intensificar o ronco, perturbando tanto você quanto quem estiver por perto. Se seus músculos estiverem desidratados, você pode ter câimbras, que o acordarão.

A solução não é beber muita água antes de dormir; acordar várias vezes durante a noite para ir ao banheiro também não é bom para o sono. O segredo é distribuir a ingestão de líquidos ao longo do dia. Se você costuma acordar frequentemente para ir ao banheiro, pare de consumir líquidos cerca de 2 horas antes de dormir. Em situações específicas que *exigem* beber água antes de se deitar, considere se hidratar ao longo do dia para que a quantidade de água consumida imediatamente antes de dormir seja reduzida a um pequeno copo.

Durma em completa escuridão, como Pete Sampras. Você provavelmente acha que dorme no escuro, mas será que é verdade? Esta noite, observe o seu quarto. Ele está realmente escuro ou está apenas no modo "escuro moderno"? Nosso quarto está cheio de celulares carregando, luzes noturnas ou de dispositivos como televisões, aparelhos de streaming ou computadores. Sabemos agora que esses pequenos pontos de luz se acumulam e criam uma poluição luminosa que impede o cérebro de atingir os níveis mais profundos e restauradores do sono. Desconecte-os antes de ir para a cama ou mova-os para outro cômodo. Você pode até investir em cortinas *blackout*. Se quiser seguir o exemplo de Pete Sampras, use fita isolante preta para cobrir pequenas luzes que não pode remover.

Um estudo de 2022 investigou se mesmo pequenas quantidades de luz no quarto poderiam impactar a saúde.[27] A quantidade de luz usada no estudo não era suficiente para ler. Os participantes relataram que não notaram a presença dessa luz mínima enquanto dormiam e sentiram que isso não perturbava o sono. No entanto, testes mostraram o contrário: taxas cardíacas elevadas e resistência à insulina foram observadas durante a noite e no dia seguinte nos que dormiram com uma pequena luz acesa. O sistema nervoso dessas pessoas permaneceu ativado durante a noite, afetando negativamente a saúde cardiovascular e metabólica. A mensagem que fica é: mesmo que você não perceba a luz, seu corpo percebe.

Existem algumas luzes, como postes de rua ou as luzes dos vizinhos, que não podemos controlar. Nesses casos, experimente uma cobertura de janela que bloqueie a luz ou use uma máscara de dormir ou uma toalha limpa sobre os olhos. Curiosamente, pesquisas revelaram que certos medicamentos para câncer funcionam melhor se o paciente dormir em completa escuridão, destacando o poder de um relógio cerebral otimizado no processo de cura.[28]

Quando você acordar e ao longo do dia...

Defina seu despertador de forma estratégica. Quando você acorda, a fase do ciclo do sono em que está afetará dramaticamente como se sente. Se você é despertado do sono profundo ou REM, é como acordar do lado errado da cama. Idealmente, se quer acordar quando estiver no sono leve; é quando se sentirá mais energizado e revigorado. Uma forma de fazer isso é calcular o número de horas de sono de que precisa e programar seu despertador para cerca de 15 a 20 minutos depois do momento em que você calcula que completará seus ciclos naturalmente. Esses 15 a 20 minutos lhe darão uma boa margem de tempo para tentar acordar por conta própria.
Embora isso não funcione perfeitamente todos os dias, quanto mais dias você puder acordar do sono leve após completar seus ciclos, melhor se sentirá.

Saia cedo. Lembre-se: você se prepara para o sono da próxima noite ao ficar do lado de fora, na luz natural, logo pela manhã. Passe de 10 a 15 minutos fora todas as manhãs, e ficará surpreso em como ajustar o seu relógio cerebral o ajudará a adormecer à noite. Leve seu cachorro para passear, verifique a caixa de correio ou simplesmente dê uma volta no quarteirão.

Mantenha seu relógio cerebral ajustado. Ao longo do dia, tente estar perto de janelas para manter seu relógio cerebral consciente de que é dia. Tente fazer uma caminhada ao ar livre por volta do meio-dia para outra dose de luz para que seu relógio cerebral continue funcionando sem problemas.

Tire um cochilo inteligente e limite-o a 30 minutos. Sou totalmente a favor da soneca ou de uma *power nap*, mas você tem que fazer isso da maneira certa. Você tirará o máximo proveito do seu cochilo se dormir não mais do que 30 minutos, o tempo do seu ciclo de sono leve. Se dormir mais, entrará em sono profundo e acordará atordoado e desorientado. Aprenda com atletas profissionais e programe um alarme para 30 minutos para ter um cochilo revigorante e energizante sem entrar em sono profundo. Times da NBA, como o Chicago Bulls, marcam um tempo para que todo o time tire um cochilo rápido antes de um jogo a fim de otimizar a energia, a recuperação e o foco.[29]

Ainda Se Sentindo Sonolento? Faça um Exame de Apneia do Sono

Existe uma ligação crítica entre sono e memória. Pessoas com apneia do sono não tratada aumentam o risco de perda de memória em média 10 anos antes da população em geral.[30] Se alguém sofre de apneia do sono, acorda centenas de vezes durante a noite, interrompendo o ciclo de sono e o processo de fortalecimento da memória que acontece ao reforçar as conexões das células cerebrais durante o sono. Um indivíduo com apneia pode acordar a cada 2 minutos e nem mesmo estar consciente dessas interrupções, mesmo que tenham um grande impacto na memória. Se a apneia for tratada com eficácia, esses problemas de memória desaparecerão.

Sintomas de apneia do sono podem incluir roncos altos, mas roncar não significa, de fato, que alguém tem apneia; inversamente, você pode ter apneia e não roncar muito. Um sintoma frequentemente negligenciado da apneia do sono é a sensação de que o sono não foi reparador ou revigorante. Se as dicas discutidas neste capítulo não promoverem um sono tranquilo, é importante determinar se a apneia é um fator. A apneia pode ser causada por várias razões, desde a musculatura fraca no pescoço até a desregulação no cérebro. O tratamento específico se baseia na causa da apneia. Portanto, é fundamental determinar essa causa, discutindo seus problemas de sono com um médico e possivelmente visitando algum centro de sono de qualidade para uma avaliação mais aprofundada.

Perguntas Frequentes Sobre o Sono

Estas são as perguntas mais comuns que recebo quando faço apresentações do sono.

De Quantas Horas de Sono Preciso?

Parece que toda vez que você lê um artigo sobre a quantidade de horas de sono de que precisa, obtém uma resposta diferente. A conclusão é: para a maioria das pessoas, um cérebro saudável precisa de algo entre 7 e 9 horas por noite, mas a quantidade de sono de que *você* precisa é específica para *você*. Existe um grupo raro de pessoas que consegue funcionar em altos níveis, tanto física quanto mentalmente, com bem menos sono, como 4 horas por noite. Elas são chamadas de dormidoras curtas, e acredita-se que há uma questão genética envolvida.[31] As *verdadeiras* dormidoras curtas provavelmente representam menos de 1% da população.[32] Algumas pessoas que pensam que são dormidoras curtas na verdade estão apenas privadas de sono — e, portanto, vulneráveis a todos os problemas que vêm com a falta dele. Se acredita que possa ser um dormidor curto, é importante fazer uma avaliação honesta para determinar se esse é realmente o caso.

Você precisa do número de horas de sono que o faz acordar pela manhã se sentindo revigorado e cheio de energia para o dia. Dormir demais *também é* um problema: se você está dormindo mais de 9 horas por noite, é recomendável consultar um médico. O excesso de sono pode ser um sinal de condições como doenças cardíacas, diabetes e depressão, além de aumentar o risco de problemas de memória, dores nas costas e no pescoço e obesidade.

Então, como descobrir quantas horas de sono realmente precisamos? Encontre um momento em que possa fazer o seguinte por três a quatro dias:

- Nada de cafeína nem álcool. A cafeína tem uma meia-vida de cerca de 5 a 6 horas. Isso significa que, após esse período, apenas cerca de metade da cafeína ingerida terá saído do seu sistema. Portanto, se você está com problemas para dormir, interrompa todo o consumo de cafeína — café, chá, refrigerante, bebidas energéticas — até as 14h. Se não estiver com problemas para dormir, há evidências de que uma quantidade moderada de

cafeína em café e chá pode ter elementos protetores para a saúde cerebral.
- Nada de dispositivos eletrônicos por 2 horas antes de ir para a cama.
- Nada de medicamentos para dormir, sejam eles prescritos ou vendidos sem receita médica.
- Vá dormir quando estiver cansado.
- Não programe um despertador.
- Levante-se quando se sentir descansado.

Acompanhe as horas que dormiu durante esses quatro dias; essa é a quantidade ideal de sono de que seu cérebro e corpo precisam.

Agora é hora de tomar medidas para conseguir essa quantidade ideal de sono na sua rotina regular. (A menos que tenha descoberto que é naturalmente uma pessoa que acorda cedo, provavelmente precisará voltar a usar o despertador.) Talvez não possa acordar quando quiser em um dia de trabalho, mas poderá ajustar a hora de ir para a cama e implementar uma rotina consistente que o ajudará a pegar no sono. Como parte de sua nova rotina, faça o seguinte:

- Desligue seus dispositivos uma hora antes de dormir.
- Crie um pôr do sol no seu quarto.
- Antes de dormir, faça algo relaxante, como ouvir música suave, alongar-se levemente ou praticar exercícios de respiração consciente.
- Anote seus pensamentos ansiosos e estressantes no papel.

E se Eu Não Conseguir Dormir?

Digamos que já fez sua rotina da hora de dormir, aconchegou-se sob as cobertas e já se passaram 20 a 30 minutos, mas ainda não conseguiu pegar no sono. O que fazer: aguentar firme ou sair da cama? Lembre-se de que seu cérebro é uma máquina de padrões e associações. A última coisa que você quer é associar sua cama a um lugar onde não consegue dormir ou onde fica rolando e se preocupando. Por isso, tenha muito cuidado com as atividades que faz na cama. Evite atividades estressantes, como fazer a declaração do imposto de renda.

Se não conseguir dormir, saia da cama. Mantenha as luzes baixas e evite seus dispositivos eletrônicos. Ouça uma música relaxante ou faça alongamentos leves, como tentar tocar os pés com as mãos. Se algo o estiver incomodando, escreva. Este é o momento para ler um livro ou um artigo chato. Após cerca de 15 a 20 minutos, volte para a cama e tente dormir novamente.

E Quanto a Beber Álcool Antes de Dormir?

Beber uma dose de bebida alcoólica antes de dormir costuma ser visto como um sonífero, já que o álcool é muito eficaz em fazer as pessoas adormecerem. O cérebro produz um estimulante chamado glutamato que o mantém acordado, mas o álcool elimina o glutamato, fazendo você se sentir sonolento. O problema é que, cerca de 4 horas depois de o álcool destruir o glutamato, o cérebro se pergunta: "*Cadê todo aquele glutamato?*" Então ele produz mais glutamato. Em outras palavras, se você beber às 22h, começará a produzir um estimulante às 2h da manhã, o que o despertará e estragará o seu sono. Por esse motivo, o álcool não deve ser usado como um sonífero. Ele não é um.

Devo Confiar no Meu Monitor de Sono?

Muitas pessoas me perguntam o que fazer se os seus monitores de sono digitais ou aplicativos indicarem que elas não estão tendo um sono profundo ou REM. Antes de prosseguirmos, precisamos responder a estas perguntas: os rastreadores de sono são precisos? Eles fornecem alguma informação do sono que possa ser usada para um diagnóstico? Não e não. Este é um ponto importante, já que as pessoas podem ficar muito estressadas com as informações que os rastreadores de sono fornecem — mas essas informações não são precisas. Os rastreadores de sono são um exemplo de como o marketing está à frente da ciência. A única maneira de determinar com precisão em qual fase do ciclo do sono você está é ir a um centro de sono credenciado e fazer um teste de sono durante a noite.

Como Lidar com o Jet Lag?

O *jet lag*, ou fadiga de viagem, ocorre quando o relógio biológico do seu cérebro acha que é certa hora, mas o seu corpo está em um fuso horário diferente. Um novo fuso horário é uma mudança súbita que desregula o ritmo e o tempo de 37 trilhões de células no seu corpo — é por isso que o *jet lag* é tão terrível. Mas, como você já deve saber, suplementos de melatonina — que você pode ter ouvido falar que são bons para *jet lag* — já não são mais recomendados para a população em geral. Então, em vez de contar com pílulas ou comprimidos, quando chegar na sua nova cidade ou voltar para casa, logo após acordar, fique ao ar livre sob a luz natural do sol por 10 a 15 minutos. Essa é a maneira mais segura e eficaz de reajustar seu relógio biológico e fazer com que sua orquestra de células volte a tocar no ritmo correto. Outra dica rápida se você estiver pulando entre vários fusos horários: alguns dias antes da sua viagem, comece a ajustar seu relógio cerca de 15 minutos todas as noites para o fuso horário para o qual está viajando.

Guia Rápido S.L.E.E.P.

Estes segredos levam a um sono que melhora a memória, aumenta a imunidade, combate o envelhecimento e limpa o cérebro, além de pôr fim àquelas frustrantes noites sem sono. Tudo se resume a SLEEP (ou dormir, em inglês):

S: Sistema. Aquele pequeno relógio no seu cérebro quer funcionar como um relógio suíço. Manter um horário constante para dormir e acordar é fundamental.

L: Luminosidade. Crie um pôr do sol no seu quarto antes de dormir e evite a tecnologia. Saia para a luz natural assim que puder após acordar.

E: Exercícios. O exercício é uma das melhores coisas que você pode fazer durante o dia para dormir melhor à noite. Abordaremos o exercício no Capítulo 12.

E: Escolhas alimentares. Somos o que comemos, e dormimos com base no que comemos e bebemos. O Capítulo 14 detalha alimentos e bebidas.

P: Padrões e Práticas. Se você colocar em prática as dicas deste capítulo, conseguirá estabelecer novos padrões saudáveis de sono.

CAPÍTULO 11

A Surpresa do Estresse

OUVIMOS ISSO O TEMPO TODO: ESTRESSE É RUIM. É VERDADE que o excesso de estresse *não* faz bem, seja física ou psicologicamente. Então, devemos buscar uma vida sem estresse? Embora possa ser uma surpresa para algumas pessoas, a resposta é não. *Certo nível* de estresse faz bem. O tipo certo motiva e ajuda o cérebro a focar, podendo até retardar o envelhecimento cerebral.

O estresse benéfico é controlável e ocorre em uma explosão, ou um momento. O estresse gerenciável ativa a autofagia, que limpa células antigas e mortas, remove resíduos e toxinas, mantendo seu corpo limpo e jovem. Pense em um desafio que queira enfrentar ou algo que o deixa nervoso, é esse o tipo de estresse que estimula o crescimento de novas células cerebrais no hipocampo. Assim como o carro ao qual comparamos seu cérebro anteriormente, se você não o "dirige" — se não há estresse algum — ele se deteriora. Por outro lado, se for sobrecarregado — se estiver constantemente à beira de um ataque de nervos —, ele se desgastará. Como descrevi no Capítulo 4, o estresse libera o hormônio cortisol, que, em doses pequenas e esporádicas, é muito bom para você, mas uma exposição prolongada a ele pode levar a inflamações crônicas (e aumentar o risco de perda de memória, alterações de humor, depressão, ansiedade e demência).

Aqui está a grande questão: como saber a quantidade certa de estresse para manter o cérebro e o sistema imunológico funcionando como Ferraris bem reguladas? Bem, isso depende de diferenças individuais e do que acontece no seu cérebro quando você fica estressado.

Seu Cérebro Sob Estresse

No Capítulo 5, falamos do córtex pré-frontal (CPF), a parte do seu cérebro que acalma sua resposta ao estresse e suprime o estresse, a raiva e a ansiedade. Indo um pouco mais fundo nisso, o CPF é como um músculo que deve ser treinado e exercitado diariamente para se manter em forma. Seria ótimo se eu pudesse ir à academia em 1º de janeiro, malhar naquele dia e isso valer pelo resto do ano, mas infelizmente não funciona assim — e o mesmo vale para exercitar o CPF. Para manter o CPF forte, precisamos exercitá-lo regularmente. Como fortalecer o CPF e controlar o estresse? Alguém já lhe disse para "ficar calmo"? Será que isso funciona? Provavelmente não, certo? Alguém já lhe disse para "relaxar"? Também não é uma boa solução.

O que *funciona* — o que *realmente* gerencia o estresse — é aumentar a felicidade.

Aumentar a felicidade minimiza e reduz a ansiedade, a depressão e os sintomas de dor.[1] Até pequenos aumentos na felicidade prolongam a longevidade.[2] Não é fácil definir por completo o que é a felicidade, mas nestes estudos, ela geralmente é definida como estar de bom humor, ter emoções positivas e prazer e estar satisfeito com a vida. Pesquisas mostram que o risco de morrer por qualquer causa diminuiu em 19% para pessoas mais velhas e felizes.[3] Assim como alguém nos mandar "relaxar" frequentemente não funciona, também nem sempre é eficaz quando alguém diz: "Seja feliz", mesmo que isso esteja impresso em uma camiseta ou em uma caneca de café. Tanto o relaxamento quanto a felicidade são importantes para o controle do estresse e ambos podem ser alcançados pelo esforço.

Como encontramos as coisas que cientificamente aumentam a felicidade e a mantêm? Podemos ensinar as pessoas a serem felizes? Como fazer uma intervenção de felicidade? Fazer perguntas consecutivas aumenta a felicidade? Tudo bem, essa última era uma piada, mas a felicidade pode ser complicada, porque muitas vezes pensamos: *Serei mais feliz se atingir aquele objetivo ou conseguir aquele item.* Conseguimos o item, ou alcançamos o objetivo, e a felicidade é passageira, ou não nos sentimos tão felizes quanto esperávamos. Aumentar a felicidade é mais do que isso.

Um estudo com 18 mil indivíduos de todas as áreas da vida — jovens, pessoas de meia-idade e idosas, todas as classes sociais e de diferentes países — testou como obter e manter a felicidade.[4] Os participantes recebiam uma mensagem de texto enviada aleatoriamente durante o dia. A mensagem pedia que respondessem a três perguntas:

1. Como você está se sentindo agora em uma escala de 1 a 10 (1 sendo terrível, 10 sendo fantástico)?
2. O que você estava fazendo antes de receber esta mensagem?
3. Você estava focado no que estava fazendo ou sua mente estava divagando?

Os pesquisadores descobriram que durante 50% do tempo a mente das pessoas divagava. O que isso significa? Metade de vocês não está realmente prestando atenção nas palavras desta página. Mas para a outra metade que continua comigo, a ideia é que havia uma ligação surpreendente entre a divagação mental e a infelicidade. Seria de achar que, se não estamos felizes com o que estamos fazendo, nossa mente divagaria para pensamentos felizes e férias tropicais. Em vez disso, na grande maioria dos casos, a mente das pessoas divagava para pensamentos infelizes, estressantes e ansiosos. Grande parte do nosso estresse vem de preocupações com o passado ou com o futuro, e o importante é que estar presente no momento está associado a maior felicidade e menos estresse. Então, como treinamos nosso cérebro para estar presente no momento? Acontece que podemos praticar a felicidade. Uma rápida lição de neurociência de cortesia de Leonardo DiCaprio nos mostrará como isso funciona.

Lições de Vida com Leo DiCaprio e o Homem Mais Feliz do Mundo

Leonardo DiCaprio interpretou o magnata e piloto Howard Hughes no filme *O aviador*. Hughes sofria de transtorno obsessivo-compulsivo (TOC), um estado que envolve um tipo específico de atividade cerebral. DiCaprio comparecia ao trabalho todos os dias e fingia ter TOC. Ele passava o tempo agindo como alguém com TOC, e seu cérebro mudava como resultado. Ele teve que trabalhar com um psiquiatra da UCLA para reconfigurar o cérebro e superar seus impulsos obsessivos.

A experiência de DiCaprio nos mostra que, toda vez que você aprende algo, um subconjunto de seus 80 bilhões de células cerebrais estabelece uma conexão. Isso é o aprendizado. Quando pratica o que aprendeu

— não importa se isso for uma música nova no piano, jogar tênis ou estudar neurociência —, seu cérebro estimula eletricamente essas mesmas conexões. Repetir o que você aprendeu fortalece essas conexões. Como já discutimos neste livro, quanto mais se faz algo, as conexões são fortalecidas. Se não pratica, essas conexões enfraquecem e você se torna menos habilidoso, ou pode até esquecer etapas dos ciclos de sono que abordamos em um capítulo anterior. Se você volta a praticar o que aprendeu, essas conexões se fortalecem.

Nossas emoções funcionam da mesma maneira. Se passamos o tempo em determinados estados de humor, fortalecemos as conexões das células cerebrais associadas a esse estado de ânimo. Se praticamos estar infelizes durante o dia, tornamo-nos especialistas em infelicidade. Podemos até ficar bons em estar cronicamente estressados. Por outro lado, se praticamos estar em estados de humor positivos, fortalecemos as conexões para estados de humor positivos e melhoramos nesse aspecto. Como passamos menos tempo infelizes, ficamos enferrujados na infelicidade.

Quando as pessoas estão felizes, o cérebro reage de uma certa maneira. Um estudo testou milhares de pessoas e encontrou repetidamente o mesmo padrão: cérebros felizes têm mais fluxo sanguíneo para o córtex pré-frontal. Um dos participantes tinha uma quantidade impressionante de sangue fluindo para o córtex pré-frontal. Seria ele o homem mais feliz do mundo? Bem, ele disse que era muito feliz. Embora seja impossível medir a felicidade de forma objetiva, no fim das contas, ele era um monge budista.[5] E o que os monges budistas fazem o dia todo? Meditam.

O que É Meditação?

A meditação treina o cérebro para estar focado, para estar presente. Existem vários tipos de meditação, mas um aspecto essencial da prática é a *atenção plena*. A atenção plena nos coloca no momento presente e pede que qualquer sentimento que a pessoa tenha nesse momento seja observado a partir de um lugar de aceitação. Não é interessante que a ideia de *estar no presente* surgiu tanto na pesquisa com mensagens de texto quanto nesta outra com exames dos cérebros? Mais evidências de que estar no presente é crucial para a felicidade e o gerenciamento do estresse.

Após esse estudo, cientistas ao redor do mundo começaram a colocar monges budistas em máquinas de exame cerebral. Eles continuaram encontrando o mesmo padrão. (Aposto que tem um monge em algum scanner cerebral em algum lugar agora.) Neste ponto, você pode estar pensando o mesmo que eu pensei quando li esses estudos pela primeira vez: *Isso é interessante, mas vamos ser realistas. Monges não têm os meus problemas ou as minhas contas. Será que eles sequer pagam impostos?* Deixemos isso de lado por um momento, pois quero mostrar como entender que o que acontece no cérebro de um monge nos oferece insights de como podemos lidar com nossos estresses.

Os cientistas perguntaram quantas horas de meditação os monges fizeram para alcançar esse estado cerebral de felicidade e descobriram que a resposta era 34 mil horas. São 11,5 anos meditando durante 8 horas por dia. Se tiver algum lugar para ir nos próximos 11,5 anos, essa não é uma boa notícia. Você teria que realmente esvaziar sua agenda.

Existe uma versão resumida? Você precisa meditar por 34 mil horas para ter um cérebro feliz? A boa notícia é que não, não precisa. Você pode obter os mesmos benefícios praticando a atenção plena.

Atenção Plena

Atenção plena é o aspecto da meditação que envolve estar no momento presente, mas a meditação é apenas uma forma de praticá-la. Daqui a pouco, discutiremos outras maneiras de praticar a atenção plena, mas primeiro vamos observar um estudo de Harvard que analisou pessoas que nunca haviam praticado a atenção plena e as fez praticar por oito semanas. O estudo tirou fotos do cérebro dos participantes antes, durante e depois das oito semanas.[6] Depois de praticar cerca de 30 minutos de atenção plena por dia durante oito semanas, o cérebro dos participantes se assemelhava mais ao de um monge. O hipocampo — a parte do cérebro que permite que você aprenda coisas novas — cresceu. O córtex pré-frontal (CPF) ficou mais forte e maior, e a amígdala, que gerencia nossa resposta de luta ou fuga ao estresse, diminuiu. As pessoas que praticaram a atenção plena ainda tinham estresse, mas conseguiam controlá-lo e administrá-lo melhor. Isso destaca como temos o poder de mudar nosso cérebro, nosso humor e nossa reação ao estresse.

Outro estudo, publicado na *Psychoneuroendocrinology*, mostrou que as pessoas que praticavam cerca de 25 minutos de atenção plena por dia tinham uma queda detectável nos níveis de cortisol após apenas 3 dias.[7] Se 25 minutos parecerem demais, estudos publicados na *Consciousness and Cognition* descobriram que apenas 10 minutos de atenção plena por dia também tinham benefícios, aliviando o estresse e melhorando o foco.[8] Ao passo que o estresse crônico pode causar inflamação, um estudo publicado na *Frontiers in Immunology* relatou que meditação, ioga e atenção plena diminuem a inflamação, aumentando as células anti-inflamatórias e diminuindo as células imunológicas inflamatórias.[9]

Existem vários exercícios de atenção plena, alguns dos quais envolvem respiração e outros não. Se você gosta de exercícios de respiração, aqui vai um simples e eficaz que pode ser feito sempre que tiver um minuto livre. (Abordamos exercícios de atenção plena que não envolvem respiração mais adiante.)

Diga na mente ou em voz alta: "Inspire calma, expire ansiedade."

Na parte do "inspire calma", inspire pelo nariz.

No "expire ansiedade", expire pela boca.

Tente focar apenas na respiração entrando pelo nariz e saindo pela boca.

Se você estiver tendo problemas para se concentrar no momento presente, coloque a mão no estômago e concentre-se na respiração por 5 segundos. Sinta o subir e descer do seu abdômen a cada respiração.

Se sua mente vagar, isso é normal. Não fique chateado ou estressado. Em vez disso, tente gentilmente trazê-la de volta ao foco usando uma palavra como *respiração* ou *foco*. Pode parecer simples, mas, para muitas pessoas, isso é mais difícil do que parece. Se 30 segundos parecerem 30 minutos, não se sinta mal, pode levar algum tempo para se acostumar. Se você conseguir fazer 30 segundos, sinta-se orgulhoso de si e tente adicionar mais 30 segundos no dia seguinte. Pense nisso como ir à academia e aumentar as repetições.

A atenção plena não precisa ser você sentado na praia, com o pôr do sol e o traje esportivo perfeitos. Não é preciso se sentar em uma sala com um grupo, respirando profundamente e repetindo mantras. Se isso funcionar para você, ótimo, mas para algumas pessoas, a ideia de exercícios de respiração ou de se sentar de pernas cruzadas em uma sala cheia de outras pessoas as estressa. E isso também é compreensível.

Seguem três maneiras simples de praticar a atenção plena que não envolvem um exercício de respiração: alimentação consciente, uma caminhada consciente e um passatempo consciente. Você pode começar a praticá-los hoje mesmo.

Alimentação Consciente

A alimentação consciente é o conceito de dedicar um tempo em cada refeição para apreciar o sabor e a textura de cada mordida. Pode parecer incrivelmente simples, mas essa tática de alívio do estresse também é crucial em programas de alimentação saudável. É muito fácil ficar mexendo no celular e não prestar atenção no que e no quanto se está comendo. Quando você come sem focar na comida, pode ignorar os sinais do estômago para o cérebro de que está saciado. Tirar um momento para focar no que está ingerindo é uma maneira poderosa e simples de praticar a atenção plena a cada refeição ou lanche, e vem com o benefício adicional de evitar a ingestão excessiva de alimentos.

Uma Caminhada Consciente

Parece tão simples prestar atenção enquanto você caminha, mas agora estão até colocando estofamento nos postes em algumas ruas de Londres porque as pessoas estão batendo neles, distraídas que estão com seus celulares! Uma caminhada consciente inclui tirar um tempo para sentir seus pés no chão e o vento no rosto. Um estudo publicado na *Frontiers in Psychology* descobriu que caminhar 20 minutos por dia na natureza — incluindo um parque local ou jardim se você vive em uma cidade movimentada — faz os níveis de estresse despencarem.[10] Como resultado, os médicos estão começando a prescrever "natureza" e "tempo verde" para tratar o estresse, a ansiedade e a depressão, à medida que percebemos que a natureza pode nutrir.[11]

Um Passatempo Consciente

Atenção plena é estar no momento presente e aproveitar o que você está fazendo. Encontre atividades das quais goste e dê-se a permissão de reservar alguns minutos todos os dias para abraçá-las, sem distrações, e dar um descanso ao sistema de resposta ao estresse no seu cérebro. Essa é uma das coisas mais poderosas que você pode fazer para o seu cérebro e corpo e um componente facilmente esquecido da sua saúde. Se estiver jogando golfe, focado no que está fazendo e com uma mentalidade positiva, isso é atenção plena. Se estiver jogando golfe, mas ficar arremessando seus tacos porque deu uma tacada ruim, isso não é atenção plena.

Outras Formas de Gerenciar o Estresse e Cultivar uma Perspectiva Positiva

Além da atenção plena, outras percepções de como o cérebro funciona podem nos ajudar a gerenciar o estresse e encontrar positividade.

Perspectiva: O Que Você Vê?

Talvez você já tenha visto uma daquelas ilusões ópticas que podem parecer um coelho ou um pato, dependendo de como olha para ela. Duas pessoas podem olhar para a mesma imagem e ver coisas diferentes. O estresse funciona da mesma maneira. Duas pessoas podem vivenciar a mesma situação estressante, mas ter respostas muito diferentes. O estresse pode ser muito útil — e é possível treinar seu cérebro para ver o estresse exatamente dessa forma (assim como você pode aprender a ver *tanto* um coelho *quanto* um pato no desenho).[12]

Mesmo um pouco de estresse por ficar preso no trânsito ou esperar na fila do supermercado pode ser benéfico.[13] Essas explosões ou momentos de estresse agudo podem ser saudáveis para o cérebro por várias razões. Por exemplo, uma rápida dose de cortisol pode ativar o processo de autofagia, que limpa resíduos e toxinas. Então, na próxima vez que você estiver no caixa rápido de "10 itens ou menos" do supermercado e a pessoa à sua frente tiver 37 latas de ração para gatos e 37 cupons diferentes, não fique bravo. Agradeça a ela — e, ao fazer isso, mude sua perspectiva sobre o estresse como algo que pode ser benéfico.

Compare um atleta profissional e um amador. No momento antes de jogar, ambos podem ter uma frequência cardíaca e pressão arterial semelhantes. A diferença é que o atleta profissional dirá: "Estou animado e pronto." O amador dirá: "Estou surtando e sobrecarregado." Muitas vezes, os atletas profissionais são treinados para ter uma perspectiva para usar o estresse como energia.

Lidar com o estresse não tem a ver com *suprimir* emoções. Um estudo publicado na *Emotion* relatou que suprimir os sentimentos era muito menos benéfico para os indivíduos do que reconhecê-lo e encará-lo como energia.[14] Por exemplo, diga a si mesmo: "Esse estresse é natural e normal e faz meu coração bater mais rápido para que eu possa agir nesta única tarefa (não duas ou três), e depois vou ter um descanso de verdade."

Agende um Tempo para Preocupações

Não há nada de errado em se preocupar, o problema é quando isso consome muito do seu tempo e energia mental. Se você se pega preocupado frequentemente, aqui vai uma dica que pode parecer boba, mas que é muito eficaz: reserve um tempo para se preocupar. Isso mesmo, reserve um horário, digamos das 16h às 16h15, e foque apenas as preocupações. Quando o tempo acabar, pare e siga em frente.

Podemos aprender com jogadores de beisebol profissionais, que precisam dominar o gerenciamento de estresse para ter um bom desempenho. Um dos ditados deles é "Vire a página". Se algo passou, não permita que isso interfira no momento presente. (Na verdade, o beisebol está repleto de atenção plena.) Eles também dizem "Um lance de cada vez" e "Não enfrente um adversário com quem não está jogando agora". Isso significa que você não deve gastar seu tempo se preocupando com coisas que podem acontecer no futuro. Faça o mesmo durante seu tempo reservado para preocupações: reconheça suas preocupações do passado ou do futuro, vire a página e deixe-as ir.

Reconheça o Negativo, Seja Grato pelo Positivo

É fácil dizer "Fique no momento presente", mas pensamentos negativos parecem invadir nossa mente. O psicólogo Rick Hanson sugere que se as pessoas lhe derem nove elogios e uma crítica hoje, você vai se concentrar na crítica e ignorar os elogios quando estiver deitado na cama à noite.

Às vezes, pensamentos negativos têm seu lugar, e podemos aprender e melhorar com eles. O problema é que o nosso cérebro tende a se fixar em pensamentos negativos devido ao instinto de luta ou fuga que herdamos de nossos ancestrais (e que era, e ainda é, crucial para nossa sobrevivência). Reconhecer esse fato é o primeiro passo no gerenciamento do estresse. Como desenvolvemos essa tendência? Reserve um momento e imagine-se com seus ancestrais muito tempo atrás. Você espreita para fora de uma caverna e vê um tigre. O que imagina que vai acontecer em seguida? Se seus ancestrais se imaginaram brincando com o tigre, talvez montando em suas costas para um passeio despreocupado, provavelmente não sobreviveram para transmitir seus genes. Somos descendentes daqueles pensadores negativos e estressados que imaginavam o pior cenário possível, em termos de evolução, a felicidade não era nem de longe tão importante quanto a sobrevivência. Não estou dizendo que estar ciente de perigos reais (por exemplo, um tigre) seja o mesmo que se fixar em pensamentos negativos. Mas estou dizendo que há uma razão pela qual nosso cérebro priorizará e se concentrará em coisas que são assustadoras, estressantes ou desagradáveis.

O segundo passo é aceitar que o cérebro se concentra no negativo. Chamamos isso de viés da negatividade.[15] Não há nada de errado com pensamentos negativos. O problema é quando nos apegamos a eles e não os soltamos. Esses pensamentos negativos podem, porventura, levar a mais estresse e, às vezes, se torna o tipo de estresse que parece incontrolável.

O terceiro passo é aceitar que o cérebro tende a pensar em coisas que não temos. Seus ancestrais focavam o que não tinham, inovavam e resolviam problemas. Isso pode ser útil, mas pode também ser uma armadilha. Digamos que eu o leve para tomar sorvete, e lhe digo para escolher o sabor que quiser. É bastante provável que, enquanto estiver tomando seu sorvete, seu cérebro comece a pensar: "Talvez eu devesse ter experimentado o de menta com pedaços de chocolate em vez desse", "Fico imaginando como seria o de arco-íris com calda dupla de chocolate" ou "Talvez devesse ter pegado o de bombons e creme hoje". Nosso cérebro naturalmente pensará em tudo o que não temos, ignorando o que está na nossa frente, nas nossas mãos.

Como mudamos nossa inclinação natural de pensamentos negativos para positivos? Uma maneira é: praticar a gratidão. As práticas de gratidão ajudam o cérebro a ver itens positivos para se concentrar e reequilibrar o viés negativo. Um estudo publicado na *Review of Communication* encontrou uma ligação positiva entre gratidão e bem-estar.[16] Para mudar o foco de pensamentos negativos e estressantes para pensamentos positivos, tente isto:

1. Desenhe uma linha no centro de uma folha de papel.
2. De um lado da página, escreva tudo o que lhe deixa estressado e irritado.
3. Do outro lado da página, escreva tudo pelo qual você é grato.

Se você listar as pessoas que ama e as coisas pelas quais é grato, essa lista pode ficar bem longa. Não se esqueça de incluir coisas grandes, como o sol que nasceu hoje e o ar que podemos respirar e todas as pequenas coisas que tendemos a ignorar. Tendo essa lista bem diante de nós, podemos reequilibrar o cérebro para focar mais os aspectos positivos que tendemos a minimizar e liberar os aspectos negativos nos quais tendemos a nos fixar.

Impulsionadores da Felicidade

Esteja aqui e agora. Eis um rápido exercício de atenção plena de um minuto que você pode fazer em qualquer lugar para estar no momento presente e redefinir seus níveis de estresse. Guarde seu celular. Mencione três coisas que você *vê*. Mencione três coisas cujo *cheiro* você consegue sentir. Mencione três coisas que você *ouve*. Agora respire fundo três vezes.

Imagine isso. Em um estudo recente no Hospital Geral de Massachusetts, os participantes foram instruídos a encontrar uma foto que os lembrasse de uma memória boa. Uma vez encontrada a foto, eles deveriam escrever uma frase resumindo a memória. Essa simples prática causou um aumento significativo na felicidade que durou 24 horas.

Rosa. Espinho. Botão. Coloque as coisas em perspectiva. Pense no melhor acontecimento das últimas 24 horas. Essa é a sua rosa. Em seguida, pense na parte mais desafiadora das últimas 24 horas. Esse é o seu espinho. Agora, pense em algo específico pelo qual está ansioso nas próximas 24 horas. Esse é o seu botão. Em um estudo de 2019, essa técnica mostrou-se um meio eficaz de gerenciar o estresse e aumentar a felicidade.[17]

De volta ao beisebol. Eu estava assistindo a uma entrevista com um arremessador chamado Joe Musgrove depois que ele fez um *no-hitter**, uma proeza rara. Na verdade, o time para o qual ele estava jogando, o San Diego Padres, nunca havia tido um *no-hitter*. Musgrove falou de como, nas últimas entradas do jogo, à medida que percebia que estava perto de fazer um *no-hitter*, pensamentos negativos ou ansiosos como "Não estrague tudo!" e "Meu pai está assistindo e eu não quero decepcioná-lo" passavam pela sua mente. Musgrove falou como ele se concentrou em sua respiração e no próximo arremesso para afastar esses pensamentos.

Podemos pensar que desempenhos excepcionais são isentos de pensamentos negativos, mas a maioria das pessoas não funciona sem uma

• • • • •

* Arremessar de modo que a outra equipe não consiga dar nenhuma rebatida válida. [N. da. R.]

batalha interna em sua mente, mesmo nos níveis mais elevados de desempenho. É normal precisar de uma prática constante para direcionar o cérebro para o positivo, apesar de termos pensamentos negativos. Não podemos controlar grande parte do estresse ao nosso redor, mas dia após dia, podemos construir conexões em nosso cérebro para ficarmos mais perto de nos tornar especialistas em felicidade e gerenciamento de estresse.

CAPÍTULO 12

Você Precisa se Mexer

O EXERCÍCIO FÍSICO É COMO OUTRO REMÉDIO MILAGROSO PARA o cérebro.[1] Embora você não vá exibir seu hipocampo em uma regata, se existisse um medicamento que gerasse os benefícios cerebrais que o exercício físico proporciona, haveria filas quilométricas para obtê-lo. É por isso que, neste capítulo, analisaremos primeiro como a atividade física ajuda a atividade mental e, em seguida, compartilharei insights de como criar uma rotina de exercícios capaz de ser mantida, de modo que não acabe com mais um aparelho de abdominais acumulando poeira no armário.

Parte do que torna o exercício físico tão bom para o cérebro é seu impacto no sistema imunológico. Uma análise de 2019 confirmou que o exercício físico é crucial para um sistema imunológico saudável.[2] As células imunológicas, como as células T, funcionam melhor quando estão sempre em movimento. Se não circularem, elas se deterioram, deixando-o mais vulnerável a vírus e outras infecções. Uma rotina de exercícios consistente mantém essas células T em movimento e diminui as chances de contrair desde um resfriado comum até a gripe.

Outro aspecto fundamental de por que o exercício físico faz tanta diferença na saúde do cérebro é o impacto que ele tem no coração. Sabemos que o exercício que faz o sangue circular reduz a pressão arterial e melhora a saúde cardíaca, ambos vitais para a saúde cerebral do dia a dia e para a prevenção da depressão e da demência. Uma revisão de vários estudos descobriu que o treino físico aumenta o metabolismo, regula os hormônios e equilibra os neurotransmissores.[3] Isso sem nem mencionar o fato de que o exercício físico pode aumentar o tamanho do cérebro, treinos aeróbicos que aceleram os batimentos cardíacos aumentam o volume da matéria cinzenta no cérebro. Ter uma matéria cinzenta saudável é crucial para a memória.[4]

Há uma montanha de evidências de que o exercício físico faz com que suas células cerebrais se comuniquem entre si de forma mais eficaz em qualquer idade.[5] Essa comunicação cerebral aprimorada melhora o humor, aumenta a felicidade e pode até mesmo fazer você ter um desempenho melhor em um teste.[6] Vamos dar uma olhada no que o exercício físico faz pelo cérebro envelhecido. Um estudo publicado no *Journal of Alzheimer's Disease* investigou dois grupos de adultos com 60 anos ou mais. Um grupo fez um ano de exercício aeróbico, e o outro apenas se alongou. O grupo que fez exercício aeróbico mostrou um impressionante aumento médio de 47% nas pontuações de memória após aquele ano, ao passo que o grupo que se alongou não viu melhora na memória. Varreduras cerebrais do grupo que se exercitou mostraram um aumento significativo no fluxo sanguíneo para duas áreas críticas envolvidas no armazenamento e na recuperação da memória: o córtex cingulado anterior e o hipocampo. Os participantes que se exercitaram apresentaram uma deterioração mais lenta do hipocampo, ao passo que aqueles que tiveram pontuações mais baixas no quesito aptidão física apresentaram uma deterioração mais rápida das células cerebrais.[7]

Esses tipos de resultados foram replicados em um estudo surpreendente publicado na *Neurology*.[8] O estudo pediu a mulheres de 50 anos para se exercitarem em uma bicicleta ergométrica e, em seguida, dividiu-as em quatro categorias dependendo de quanto tempo conseguiam se exercitar. As categorias variaram de "alta aptidão física" (mais aptas) a "não conseguiram terminar o teste de aptidão". Quatro décadas depois, os pesquisadores relataram o seguinte:

- 5% das mulheres na categoria de alta aptidão física desenvolveram demência.
- 25% das mulheres nas categorias de aptidão moderada e baixa desenvolveram demência.
- 45% das mulheres que não conseguiram terminar o teste de aptidão desenvolveram demência.

Isso significa que as mulheres classificadas como possuindo alta aptidão física aos 50 anos tinham *90% menos probabilidade* de desenvolver demência décadas depois do que o grupo que não conseguiu terminar o teste. Além disso, os 5% no grupo de alta aptidão física que desenvolveu demência o fizeram, em média, aos 90 anos em comparação com a média de 79 anos dos outros grupos.

Outro estudo observou um grupo de homens e mulheres com uma idade média de 66 anos e descobriu que aqueles que se exercitavam entre duas e cinco vezes por semana aumentavam significativamente o tamanho da região esquerda do hipocampo.[9] O lado esquerdo do hipocampo está relacionado com a consolidação ou fortalecimento da memória semântica, que está envolvida na memorização de palavras e números e na compreensão da linguagem. Qualquer exercício aeróbico serviu, incluindo ciclismo estacionário, caminhada e corrida em uma esteira.

Esta é apenas uma amostra de estudos importantes que destacam quão benéfico o exercício físico é para o cérebro.

Então, o Quanto Preciso me Exercitar?

Aqui vem a grande pergunta: quanto exercício físico você precisa fazer para proteger o cérebro e mantê-lo saudável? Será que precisa largar tudo e começar a treinar para um triatlo? Felizmente, não. Pequenas mudanças também podem causar um grande impacto.

Uma das minhas fotos favoritas é de pessoas pegando a escada rolante em vez das escadas para ir à academia. Confesso que também já fiz isso, mas da próxima vez que tiver que escolher entre escadas e um elevador ou escada rolante, considere o seguinte: um estudo de 2016 relatou que pessoas de 19 a 79 anos que optavam regularmente pelas escadas tinham um cérebro que aparentava ser mais jovem.[10]

É fácil pensar no exercício físico como algo que tem um impacto protetor de longo prazo na saúde do cérebro — mas seria um erro achar que é só isso que ele faz. Embora se exercitar possa parecer um investimento para a aposentadoria em vez de um prazer imediato, a verdade é que até uma única sessão de exercícios faz diferença. Um estudo mostrou que um treino de apenas 10 minutos aumentou a atividade em regiões do cérebro ligadas ao foco e à resolução de problemas, incluindo o hipocampo.

Aqueles que se exercitaram também obtiveram um desempenho melhor em um teste de memória depois de uma única sessão de exercício físico.[11] Em outras palavras, um treino rápido pode turbinar sua capacidade cerebral, e você colhe os benefícios imediatamente. Portanto, se quiser tirar uma nota alta em uma prova, melhorar seu desempenho no trabalho ou simplesmente se lembrar melhor das coisas, não se esqueça de se mexer um pouco antes. Um estudo de 2022 mostrou também que pessoas com depressão tiveram uma melhora no humor imediatamente após uma sessão de ciclismo.[12] Além disso, apenas uma hora de exercício físico por semana mostrou reduzir o risco de episódios recorrentes de depressão em pessoas com transtorno depressivo maior.[13]

Tenha em mente que é possível fazer exercício físico em excesso. Estamos — graças a Deus! — repensando o mantra "*no pain, no gain*" ("sem dor, sem resultado", em tradução livre). Muita dor é igual a muito estresse, e muito estresse leva a inflamação. A quantidade certa de exercício físico é aquela que energiza, não esgota, que o deixa com energia suficiente para querer se exercitar no dia seguinte.

Vários estudos sugerem que um ótimo objetivo é cerca de 120 minutos por semana de exercício moderado para a saúde cerebral.[14] Se seu objetivo é se exercitar 5 dias por semana, isso significa 24 minutos por dia. Um exercício moderado é aquele em que você consegue falar durante o treino, mas não consegue cantar (o que é uma coisa boa se você estiver se exercitando comigo, porque não vai querer me ouvir cantar).

Alta ou Baixa: A Intensidade do Exercício Importa?

De acordo com a Associação Americana do Coração, um treino intenso é um esforço que leva a cerca de 70% a 85% de sua frequência cardíaca máxima. Isso significa que você não conseguiria conversar durante o treino. Alguns exemplos são correr ou pedalar a 16 quilômetros por hora ou mais rápido. Um treino de baixa intensidade é qualquer outra coisa.

Quando as pessoas se envolvem em exercícios vigorosos, elas aumentam dois neurotransmissores essenciais: glutamato e ácido gama-aminobutírico, ou GABA, que ajudam as células cerebrais a se comunicarem.[15] É por isso que o exercício de alta intensidade é uma parte essencial do tratamento para a saúde mental, especificamente para a depressão. Pessoas com depressão podem ter menos tipos de neurotransmissores específicos e substâncias químicas essenciais, mas há evidências de que o exercício pode fornecer um impulso deles, como o BDNF, um fator de crescimento para as células cerebrais.[16] O cérebro precisa manter o corpo em movimento, o que é mais desafiador do que estudar para qualquer teste, e o aumento resultante de neurotransmissores ajuda o cérebro a funcionar de forma mais eficaz nos momentos em que não estamos nos exercitando.

Treinos intensos podem ajudar também a controlar condições como diabetes. Um estudo de 2017 descobriu que apenas duas semanas de treinamento intervalado de alta intensidade (um treino HIIT) poderiam melhorar o metabolismo da glicose nos músculos e a sensibilidade à insulina naqueles com diabetes tipo 2.[17]

Mas aumentar a intensidade do seu treino não significa que você precisa se sentir como se precisasse de massagem cardíaca. Mesmo que não possa fazer treinos mais intensos, apenas se manter ativo e em movimento ao longo do dia já é extremamente benéfico para o cérebro.

Caminhada: Uma Forma Ideal e Acessível de Movimento

Um estudo realizado na Universidade de Cardiff, no Reino Unido, acompanhou milhares de pessoas por mais de trinta anos e descobriu que simplesmente caminhar durante 30 minutos por dia reduz o risco de demência em cerca de 65%.[18] A melhor parte? Esses 30 minutos nem precisavam ser consecutivos. Por que a caminhada é tão eficaz? Provavelmente porque nossos ancestrais caminhavam longas distâncias em busca de alimento. Alguns deles encontravam o caminho de volta para casa e lembravam onde estavam as fontes de alimento. Aqueles que não conseguiam lembrar onde encontrar boas fontes de alimento (ou se perdiam no caminho de volta) talvez se tornavam alimento e não passavam seus genes adiante. Somos descendentes das pessoas que caminhavam e se lembravam.[19]

Outro estudo investigou quais fatores estavam associados a chegar ao centésimo aniversário. Bem no topo da lista estava morar em um bairro onde é fácil caminhar.[20]

Quantos Passos Você Deve Dar?

Você pode ter ouvido falar que o objetivo é dar 10 mil passos por dia. Mas esse número não vem de um estudo científico. A fonte é uma agência de marketing no Japão que queria vender pedômetros e criou essa meta de 10 mil passos.

Há *alguma* evidência que sustente a meta de 10 mil passos? Um estudo publicado na *JAMA* afirmou: "Comparado com 4 mil passos por dia, dar 8 mil passos por dia foi associado a uma mortalidade significativamente menor por todas as causas."[21] Enquanto isso, outro estudo da *JAMA Internal Medicine* declarou: "Entre mulheres mais velhas, cerca de míseros 4.400 passos [por dia] estavam significativamente relacionados a taxas de mortalidade mais baixas em comparação com os cerca de 2.700 passos por dia. Com mais passos por dia, as taxas de mortalidade diminuíram progressivamente antes de se estabilizar em cerca de 7.500 passos/dia."[22] Em outras palavras, não há nada de errado em dar mais de 7.500 passos, mas você pode não estar obtendo muito benefício adicional para a saúde. Acompanhar seus passos pode ser uma ótima forma de se motivar, mas você também pode simplesmente se planejar para fazer uma caminhada de 40 minutos, 3 vezes por semana. Um estudo relatou que pessoas que seguiram essa rotina aumentaram o tamanho do seu hipocampo. Além disso, perceberam uma melhora na memória, o cérebro desses caminhantes também parecia cerca de um ou dois anos mais jovem do que a idade cronológica dele.[23]

Quando Você Deve Caminhar?

Caminhe *depois* de comer. E, também, *antes* de comer. Por quê? Pense um momento em nossos ancestrais. Se pudessem nos ver agora, fazendo alguns gestos no celular e a comida aparecendo em nossas portas logo depois, ficariam boquiabertos. Mesmo algumas gerações atrás, obter e preparar comida exigia tempo e esforço. O objetivo do dia era conseguir comida, prepará-la e repetir o processo. Tínhamos que *nos mover fisicamente* para obter nossa comida.

Caminhar meia hora antes de comer pode reduzir a quantidade de gordura e açúcar no sangue após a refeição.[24] Quando nos movemos após comer, ajudamos a regular o metabolismo, já que isso ajuda a mover o açúcar para o músculo.[25] Lembre-se, o diabetes não controlado é um dos nossos maiores fatores de risco para o desenvolvimento de demência, mas o exercício físico tem um impacto substancial e inegável no controle do diabetes. Um estudo descobriu que, se pessoas mais velhas fizessem uma caminhada de 15 minutos — sem a necessidade da intensidade de um treino HIIT — após cada refeição, isso poderia ajudar a regular os níveis de açúcar no sangue e prevenir o diabetes tipo 2.[26] Da próxima vez que você comer algo, pergunte-se quanto esforço fez para conseguir a comida. Arrumar um tempo para um passeio rápido pelo quarteirão ou uma pequena caminhada para cima e para baixo em um lance de escadas pode ajudar seu cérebro.

Torne Isso um Hábito

Exercite-se todos os dias — ou pelo menos não passe mais de dois dias seguidos sem se exercitar. O exercício consistente melhora a ação da insulina, o que afeta se um indivíduo terá diabetes ou não. Além disso, adultos com diabetes tipo 2 devem cuidar para diversificar seus treinos. Eles devem ser uma mistura de exercícios aeróbicos, equilíbrio e força, totalizando cerca de 120 a 150 minutos por semana.[27]

Caminhada realmente ajuda o cérebro?

A *Vasaloppet* é a corrida de esqui cross-country mais antiga do mundo. Realizada na Suécia, foi inspirada pela fuga do rei Gustavo Vasa em 1520, ao escapar de soldados inimigos. Hoje, cerca de 10 mil a 20 mil pessoas participam desse evento anual. Um grupo de cientistas decidiu que essa seria uma ótima oportunidade para estudar o impacto do exercício físico na saúde do coração e do cérebro, uma vez que cerca de 200 mil pessoas participaram da corrida em um período de 10 anos. Após coletar e analisar os dados, os pesquisadores descobriram que os esquiadores de cross-country tinham uma menor incidência de ataques cardíacos e demência vascular. Além disso, eles tinham metade da probabilidade de serem diagnosticados com depressão e manifestação tardia da doença de Parkinson.[28]

Será que isso significa que todos nós deveríamos pegar alguns esquis de cross-country e partir para a Suécia? Embora uma viagem à Suécia pareça ótima, os cientistas envolvidos no estudo sugeriram que é o impacto dos pés no chão durante o esqui cross-country que protege o coração e o cérebro — algo semelhante ao que acontece quando caminhamos.[29] Quando nossos pés atingem o chão, uma onda de pressão é enviada pelas nossas pernas, indicando ao nosso coração a quantidade adequada de sangue a ser enviada para o cérebro.[30]

Um estudo publicado na *British Journal of Sports Medicine* examinou mulheres com idades entre 70 e 80 anos que viviam de forma independente.[31] Os pesquisadores tiraram fotos do hipocampo das participantes e testaram sua memória antes e depois de seis meses fazendo exercícios de equilíbrio, duas caminhadas semanais de 1 hora ou treinamento com pesos. Apenas a caminhada afetou o tamanho do hipocampo. Exercícios com pesos e de equilíbrio são também excelentes para o cérebro, mas, se você puder, é crucial incluir caminhadas para a saúde do hipocampo e para impulsionar a memória.

Quando Treinar: Trabalhando os Músculos de "Ação" e os Músculos de "Exibição"

Ao se exercitar, não se esqueça de trabalhar tanto os músculos de "ação" quanto os de "exibição". Os músculos de "exibição" são os bíceps e peitorais, aqueles que flexionamos e observamos no espelho. Os músculos de "ação" são os das pernas e das costas, os que nos ajudam a nos locomover. Embora não seja incomum que frequentadores de academia negligenciem o treino de pernas, isso é um erro — pesquisas nos dizem que os músculos das pernas e das costas são particularmente importantes para a função cerebral.

Alguns dos indícios dessa conexão vêm de pessoas que infelizmente perdem a função nesses grupos musculares. Pacientes que não podem caminhar devido à esclerose múltipla e atrofia muscular espinhal frequentemente experimentam um rápido declínio mental. Embora os cientistas já soubessem disso, um estudo inovador publicado em 2018 na *Frontiers in Neuroscience* revelou o porquê. Acontece que quando as pessoas não conseguem fazer exercícios nos quais suportam peso com as pernas, isso afeta negativamente a química cerebral. Exercícios com carga enviam sinais vitais para a produção de células nervosas saudáveis, e essas novas células nervosas ajudam o cérebro a se adaptar ao estresse e retardam o processo de envelhecimento do cérebro.[32]

Outras evidências da importância dos músculos de "ação" vêm do espaço. Astronautas que passam longos períodos na ausência de gravidade veem impactos negativos em seus sistemas imunológicos. Por quê? Parte do problema é a falta de exercícios que suportam peso. No entanto, uma rotina consistente de exercícios desse tipo pode reequilibrar o sistema imunológico.[33] Se você já viu imagens de astronautas na estação espacial se exercitando, eles fazem isso não só porque sentem falta da academia. Eles também estão protegendo o cérebro e o sistema imunológico.

Boas Notícias para os Praticantes de Ioga

Um estudo publicado na *Brain Plasticity* descobriu que, após oito semanas de ioga, o cérebro consegue lidar melhor com o estresse. Além disso, os praticantes de ioga melhoraram suas pontuações em testes de tomada de decisão e atenção.[34]

Tornando o Exercício um Hábito

Nesse ponto, você deve estar pensando: "Entendi, o exercício físico faz bem para o meu cérebro. Mas se o segredo de qualquer plano de exercícios é a consistência, como faço para mantê-la? Como tornar o exercício físico um hábito, em vez de deixar aquela bicicleta ergométrica ou esteira se transformar em um cabide caríssimo?"

Tenho um parente que enfrenta problemas de saúde, incluindo obesidade e diabetes. Essa pessoa entende claramente os benefícios do exercício físico, mas, como milhões de outras, tem dificuldade em manter uma rotina de atividades físicas. A promessa de Ano Novo sempre acaba na segunda semana de janeiro. Recentemente, ajudei-o a manter uma rotina de exercícios físicos utilizando técnicas de formação de hábitos baseadas na neurociência. O segredo está em quatro etapas cruciais para formar um hábito:

1. Estímulo
2. Ação
3. Recompensa
4. Apoio

Estímulo

A maior parte do seu dia — 95% dele, na verdade — é passada em um estado inconsciente. Não acredita? Quantas vezes você saiu de casa e se perguntou se fechou a porta da frente ou a garagem? Ou se deixou o fogão ligado? Quando realizamos ações repetitivas, não prestamos atenção, é como se o cérebro estivesse no piloto automático. Portanto, quando o assunto é tornar o exercício físico um hábito, queremos incorporá-lo ao nosso "modo padrão" ou piloto automático — isso facilita para nós. Não estou dizendo que devemos nos exercitar como zumbis! Em vez disso, podemos estabelecer um estímulo que nos leve a tomar uma atitude para aderir a uma rotina de exercícios. Esse sistema de estímulo é similar ao que usamos para nos ajudar a dormir ou lembrar de usar o fio dental.

Estes são dois estímulos visuais úteis: um é apenas colocar seus tênis de caminhada onde você não possa deixar de vê-los como um lembrete para sua caminhada diária. Outro estímulo visual pode ser um *smartwatch* que o lembre dos seus passos.

Um dos métodos mais eficazes para criar uma rotina de exercícios consistente é um truque chamado empilhamento de hábitos. Escolha um hábito que já possui e faça dele o estímulo para seu novo hábito. Por exemplo, a maioria das pessoas escova os dentes, mas não usa fio dental. Pesquisas sobre hábitos mostraram que, quando as pessoas colocam o fio dental bem ao lado da escova de dentes, elas desenvolvem o hábito de usá-lo.[35] Você pode fazer o mesmo com o exercício físico. Empilhe seu café da manhã ou programa de TV diário favorito com algum exercício simples ou pratique seu novo hábito logo antes do seu hábito diário. E se quiser combinar estímulos visuais, coloque o fio dental dentro dos seus tênis, perto da porta de entrada. (É melhor não fazer esse último.)

Ação

Para começar, mantenha a ação — neste caso, o exercício físico — simples. Já tentou fazer muitas mudanças de uma vez e acabou não mudando nada? Quando se trata de exercício físico, é melhor começar pequeno e ir aumentando.

Por exemplo:

- Ande no mesmo lugar durante os comerciais de TV ou antes do próximo episódio da série que você estiver assistindo.
- Fique de pé e/ou ande durante telefonemas.
- Estacione mais longe do supermercado.
- Faça dez polichinelos a cada hora (pode programar seu celular para lembrá-lo de fazer isso).

Recompensa

O exercício físico deve ser divertido e gratificante, ou seu cérebro poderá não transformar isso em um hábito. É por isso que associar o hábito do exercício a algo que você já gosta de fazer pode ser muito útil. Alguma vez ouviu alguém dizer: "Ando na esteira todos os dias e odeio cada segundo"? Se gosta de se exercitar em uma esteira, ótimo, caso contrário, troque por uma experiência nova e agradável, pois a novidade e ambientes diferentes são essenciais para o foco e a memória. Experimente fazer trilhas novas perto de um lago ou simplesmente caminhar em um novo bairro. Aprenda um novo esporte e divirta-se praticando.

O corpo pode se acostumar com a mesma atividade e os resultados diminuem. Isso vale também para o cérebro. Tente manter seus exercícios físicos divertidos e renovados. Há inúmeras aulas virtuais online e aulas em bibliotecas locais que ensinam ioga, dança, pilates e tai chi chuan.

Apoio

Um estudo descobriu que a participação ativa em uma equipe esportiva traz benefícios para a saúde cerebral.[36] Não era apenas o ato de jogar, mas também a socialização que estimulava o cérebro. Assim, encontre um parceiro para se exercitar ou entre para um time esportivo ou uma aula de exercícios físicos.

Penn Jillette, da dupla mágica Penn e Teller, perdeu 50 quilos. Para se manter motivado, ele usou um truque cerebral que assustaria a maioria das pessoas. No início de sua jornada para perda de peso, ele postou seu peso nas redes sociais todos os dias. Pode parecer horrível para você, mas essa responsabilidade o manteve motivado. Da mesma forma, meu parente me enviava uma mensagem de texto todas as manhãs logo após fazer uma caminhada de 10 minutos. Esse pequeno ato de responsabilização era fundamental para continuar.

Esteja ciente, porém, de que você terá dias bons e ruins ao estabelecer seu hábito de exercícios físicos. Persista! Se uma caminhada de 40 minutos é demais para encaixar, até três caminhadas curtas (pense em 10 a 15 minutos) por dia podem trazer benefícios cerebrais significativos. A cada dia que mantém o hábito, estará construindo e fortalecendo as conexões entre as células cerebrais que o hábito estabelece em seu cérebro. Por meio da da repetição, essas conexões ficarão cada vez mais fortes, e um hábito saudável será formado. E lembre-se: há evidências avassaladoras de que o exercício não apenas desacelera e reverte o envelhecimento cerebral, como também pode melhorar o funcionamento diário do seu cérebro.[37] O segredo para um cérebro saudável está a apenas alguns (milhares) de passos de distância todos os dias. Caminhe até seus lugares favoritos e, além de obter apoio, há um bônus cerebral se você puder fazer isso com suas pessoas favoritas. No próximo capítulo, descobriremos o porquê.

CAPÍTULO 13

Conecte-se

IR A JANTARES PODE PRESERVAR SUA MEMÓRIA? PESSOAS COM MAIS de 55 anos que participam regularmente de jantares ou outros eventos sociais ou os organizam têm menor risco de perda de memória.[1] Não é por causa do que comem ou de onde vão, é o efeito da conexão social repetida com outras pessoas.

Quão importante é a interação social para nossa saúde mental e física? Estamos acostumados a ouvir sobre o tabagismo e a obesidade como fatores de risco para nosso bem-estar, mas a solidão tem o mesmo impacto na mortalidade que fumar 15 cigarros por dia, sendo pior para nós do que a obesidade.[2] A solidão aumenta o risco de doenças cardíacas, Alzheimer, depressão, ansiedade, pressão alta, derrame e até mesmo morte prematura (antes dos 75 anos). No caso de adultos mais velhos, a solidão pode aumentar o risco de morte precoce em 14%. A solidão eleva o risco de demência em 40%.[3] Agora sabemos também que a solidão está associada a piores decisões, falta de atenção, habilidade cognitiva prejudicada e encolhimento e envelhecimento do cérebro.[4]

É um alívio saber que se divertir e sair com amigos protege o cérebro.

Alguns pontos rápidos e importantes. É normal se sentir solitário de vez em quando, mas há um maior risco de solidão à medida que envelhecemos, à medida que a família e os amigos falecem e os filhos se mudam — aquele tipo de solidão duradoura que nos faz sentir socialmente isolados. Metade dos adultos se sente solitária.[5] Cerca de um terço dos adultos diz que lhes falta companhia regular.[6] No entanto, o envolvimento em relacionamentos significativos aumenta o bem-estar.

Um relacionamento significativo é um relacionamento onde os indivíduos se sentem apoiados durante os bons e maus momentos. Durante adversidades, um relacionamento significativo amortece os efeitos negativos do estresse e ajuda as pessoas a prosperar. Durante os bons momentos, um relacionamento significativo ajuda no crescimento pessoal, incentivando as pessoas a abraçarem novas oportunidades. Um relacionamento significativo também se baseia em confiança e em ser ouvido.

Todos podem criar e consolidar relacionamentos significativos e duradouros. Não se trata apenas de se cercar de mais pessoas e, sim, de encontrar os tipos certos de relacionamentos, que vão além de alguns fatores não intuitivos.

O Impacto de um Cérebro Solitário (ou, O Que Aprendemos com os Astronautas)

Antes de mergulharmos em formas de combater a solidão, vamos dar um passo atrás para examinar uma pergunta crítica: por que a solidão tem um impacto tão impressionante na saúde mental e física?

A solidão ativa genes que aumentam a inflamação, elevando o risco de condições que vão desde doenças cardíacas até depressão e demência.[7] A solidão eleva as respostas de estresse e de luta ou fuga. Isso sugere que um aumento do cortisol ativa genes inflamatórios que levam à inflamação.

Um fator no sentimento de solidão é o isolamento. Claro, uma pessoa pode estar isolada e não se sentir solitária, mas o isolamento pode aumentar o risco de se sentir solitário. Cientistas da Universidade do Arizona encontraram uma maneira inteligente de estudar o efeito do isolamento no sistema imunológico. Eles se voltaram para uma profissão que pode ser muito isolada: astronauta. Surpreendentemente, embora os astronautas não sejam expostos a muitas outras pessoas no espaço, eles ainda adoecem de vírus. Esses vírus não estão em seu ambiente; estão escondidos dentro do corpo dos astronautas, onde geralmente são mantidos sob controle pelo sistema imunológico. Os pesquisadores suspeitavam que o isolamento suprimia os sistemas imunológicos dos astronautas e permitia que os vírus se tornassem ativos. Para obter uma amostra maior de participantes no estudo além dos astronautas, os pesquisadores replicaram o aspecto de isolamento de estar no espaço estudando indivíduos que trabalhavam na Antártica.[8] Estudos posteriores descobriram que, se indivíduos isolados seguissem uma dieta do estilo mediterrâneo, gerenciassem o estresse por meio de técnicas como a atenção plena e realizassem surtos curtos de exercícios de alta intensidade, seu sistema imunológico não era mais suprimido.[9]

O Que Nos Faz Sentir Solitários?

Uma região do córtex pré-frontal chamada córtex pré-frontal medial contém um mapa das suas redes sociais.[10] Quando você pensa em alguém, essa parte do seu cérebro exibe uma atividade específica baseada em quão próxima essa pessoa é de você. Por exemplo, a atividade será diferente se pensar em um amigo íntimo em comparação com um conhecido. Indivíduos solitários têm dificuldade em sentir proximidade.[11] Eles tendem a exibir a atividade cerebral associada a pensar em um conhecido quando pensam em alguém próximo a eles. É por isso que estar sozinho não significa necessariamente que um indivíduo se sente solitário porque ele pode estar cercado por outros e ainda assim se sentir solitário. A solidão não está relacionada à quantidade de pessoas que você conhece, mas sim ao quão próximo se sente delas. É a falta de proximidade que aumenta o risco de inflamação.[12]

Podemos pensar na solidão da mesma forma que entendemos a dor física. A dor física nos alerta de que precisamos cuidar do nosso corpo e curar. A solidão é um sinal de que precisamos de interação social para a saúde do cérebro.

Um estudo significativo descobriu que o sentimento de solidão era de 14% a 27% baseado em genética.[13] Embora a genética possa predispor as pessoas à solidão, o ambiente desempenha um papel mais significativo. A solidão pode ser causada por fatores como isolamento físico resultante de mudança, divórcio ou morte de um ente querido. Pode ser causada também por baixa autoestima e por não se sentir ouvido ou compreendido.

Como Combater a Solidão

Sentir-se solitário não é irreversível. Embora seja difícil escapar do desespero que muitas vezes acompanha a solidão, há coisas que podem ajudá-lo a combatê-la.

Você Pode Usar a Tecnologia para Se Conectar — Mas Mantenha o Uso sob Controle

Devemos recorrer às redes sociais e aos amigos e seguidores do Facebook para aliviar os sentimentos de solidão? Não é um simples sim ou não. Por um lado, a tecnologia pode ser uma ferramenta útil para aliviar a solidão. Por exemplo, um estudo de 2021 relatou que conversar online com amigos e familiares ou por meio de jogos *multiplayer* ajudou adolescentes a encontrar apoio e se sentir menos solitários.[14]

Por outro lado, pesquisas anteriores descobriram que interagir no Facebook, no Snapchat e no Instagram *aumentava* os sentimentos de solidão. Quando os participantes de um estudo de 2018 passaram menos tempo nas redes sociais, eles demonstraram menos sintomas de depressão e solidão.[15] O importante é notar como a tecnologia está sendo usada. Em uma época em que estamos mais conectados do que nunca por meio de nossos telefones e outros dispositivos, também podemos estar mais isolados do que nunca, à medida que as conexões sociais da vida real são substituídas por conexões virtuais online.

Os dados sugerem que o uso de redes sociais pode aumentar um sentimento comumente descrito como FOMO, ou medo de estar perdendo algo (*fear of missing out*, em inglês). Curiosamente, o FOMO não se aplica a todos nas redes sociais, mas aqueles que são propensos a sentimentos de exclusão podem ter esses sentimentos exacerbados.[16] Pode parecer que todos nas redes sociais estão andando de jet ski enquanto bebem champanhe. As redes sociais fazem também as pessoas se concentrarem em tudo o que não têm, em vez de em tudo o que têm. A grama sempre parece mais verde nas postagens de Instagram dos outros (e não é apenas porque eles usaram um filtro legal).

Há também o fato de que nosso cérebro ama duas coisas: surpresa e recompensa. Quando somos surpreendidos ou recompensados, nosso cérebro libera substâncias químicas cerebrais que nos fazem sentir bem, como a dopamina. O que o cérebro considera surpreendente e recompensador? Informação nova. Não importa se a notícia é boa ou má, o cérebro anseia por informações novas. Por quê? Pensando nos nossos antepassados novamente, aqueles que queriam aprender coisas novas tinham uma vantagem de sobrevivência. Eles descobriram novas e melhores formas de coletar alimentos e se proteger quando prestaram atenção às novas informações em seus ambientes. Celulares, tablets, aplicativos e sites são projetados para sequestrar nosso cérebro e tornar esses dispositivos difíceis de largar. Repare como os nossos celulares estão cheios de bipes e vibrações inesperadas que surpreendem o cérebro com a promessa de novas informações. A combinação de surpresa (você não estava esperando aquela notificação) e recompensa (agora você sabe algo que não sabia antes) pode tornar o cérebro hipnotizado e fixado.

Lembra-se dos tempos em que você obtinha suas notícias do jornal da manhã e do noticiário da noite na TV? Hoje, vivemos em um mundo onde notícias urgentes interrompem outras notícias urgentes, e grande parte delas são notícias ruins. A cada história ruim, nosso corpo libera cortisol. Quanto mais notícias ruins, mais cortisol. A exposição extensiva a histórias de notícias negativas aumenta o estresse.[17] E adivinhe: esse estado constante de estresse é um fator de risco para se sentir solitário, porque, em alguns casos, o estresse pode fazer um indivíduo se afastar dos outros.

Mas você não precisa jogar seu celular de um penhasco ou abandonar completamente as redes sociais e as telas. Para evitar a rolagem infinita de más notícias, programe seu tempo de notícias e redes sociais para sessões específicas de 15 minutos durante o dia. Coloque-as na agenda. Para tirar o melhor proveito da tecnologia, considere a qualidade das interações online e pense em limitar seu tempo em dispositivos e redes sociais, incluindo interações e conexões pessoais. Há momentos em que chamadas de vídeo e telefone podem ser muito úteis para a saúde mental. Quando usados com moderação, aplicativos como Zoom e FaceTime podem nos aproximar. Cursos online podem ser envolventes e benéficos. Um estudo com pessoas de idades entre 52 e 104 anos descobriu que participar de um curso de exercícios online diminuiu a solidão e o isolamento social.[18] Lembre-se, o que importa não é o uso de telas, mas sim como elas são usadas.

A conclusão é que a tecnologia e as redes sociais não são totalmente boas ou ruins. Elas com certeza podem ser usadas com moderação e gerar benefícios para a saúde do cérebro. É apenas importante estar ciente de que existem também aspectos negativos nessas tecnologias. Um ponto final: tente não deixar que as redes sociais e a tecnologia sejam seu único meio de interação social, faça questão de encontrar outras formas de interagir pessoalmente ou sem telas.

Diversão com Amigos... e Até com a Família

Um estudo investigou se as pessoas se sentem mais felizes na companhia de amigos ou de familiares. (Neste estudo, *família* foi definida como as pessoas que moram na mesma casa que você.) Descobriu-se que as pessoas eram mais felizes quando passavam tempo com amigos do que com a família.[19] Que duro para nossas famílias, hein?

Um dos motivos para as pessoas não sentirem tanta felicidade e alegria com seus familiares é que as atividades que faziam juntos em casa eram geralmente tarefas domésticas: lavar roupa, lavar louça, levar o lixo para fora, fazer faxina, pagar contas etc. Definitivamente, nada que lembre uma festa de Ano Novo!

Não é comum convidarmos nossos amigos com: "Você pode vir na minha casa e dar uma olhada no extrato do meu cartão de crédito? E depois disso, que tal organizar minha correspondência?" Costumamos reservar atividades divertidas para nossos amigos. Precisamos fazer um esforço para garantir que não transformemos todo o tempo em família em uma lista de tarefas a serem feitas.

Você também pode estar pensando: "Mas meus amigos e familiares me causam estresse! Não seria melhor evitar toda essa confusão?" Claro, há relacionamentos tóxicos que devem ser evitados, mas até mesmo relações saudáveis têm seus altos e baixos. Se almejarmos a perfeição em nossos relacionamentos, poderemos acabar constantemente frustrados. Desentendimentos, mal-entendidos ou discordâncias podem azedar uma relação. Então, como manter um relacionamento saudável com as pessoas que amamos e nos importamos, mesmo quando elas têm seus inevitáveis momentos ruins? Bem, a ciência tem uma resposta para isso. Pesquisadores reuniram um grupo de casais e os dividiram em dois grupos.[20] Pediram aos casais do primeiro grupo que contassem a história de como se conheceram. Fizeram a mesma pergunta ao segundo grupo, mas com um detalhe: não contem apenas como se conheceram, mas como quase não se conheceram. Ouviram relatos como "Todos os dias eu ia para o terceiro andar, mas naquele dia acabei indo para o quinto" ou "Sempre viro à direita naquela esquina. Naquele dia, virei à esquerda".

Em seguida, aplicaram um questionário de satisfação no casamento em todos os casais — e aqueles que contaram como quase não se conheceram tiveram pontuações mais altas. Quando esse grupo foi forçado a pensar em todas as maneiras que seu encontro poderia não ter acontecido, eles fizeram seu cérebro se desadaptar.

O conceito de desadaptação cerebral é baseado na ideia de que o cérebro tende a se adaptar ao bom e positivo e se fixar no negativo ou ruim. Se algo de bom nos acontece, nos adaptamos fácil e seguimos em frente. A celebração de uma promoção ou objetivo alcançado pode ser efêmera, durando segundos a horas, mas podemos remoer um erro por décadas. Desadaptar é uma prática que permite ao cérebro focar o positivo. A ideia por trás do estudo era que podemos esquecer facilmente o milagre que foi apenas encontrar alguém especial. A técnica de contar histórias incentiva o cérebro a ter gratidão e aumenta os sentimentos de felicidade e satisfação.

Cuidadores, Cuidem-se!

Quando os comissários de bordo repassam o protocolo de segurança em um avião, anunciam que, em caso de emergência, deve-se colocar a máscara de oxigênio antes de ajudar uma criança ou alguém que precise de assistência. Lembro-me de pensar que isso era um tanto cruel quando eu era criança.

Qualquer pessoa que assume o papel de cuidador da família, seja para crianças, parentes idosos ou doentes, assume o trabalho invisível de cuidar e garantir que a casa funcione sem problemas.

A mentalidade do cuidador é admirável, mas pode haver consequências negativas quando os cuidadores negligenciam a própria saúde e necessidades emocionais. Em comparação com a população em geral, pessoas que cuidam de um cônjuge com demência correm um risco maior de desenvolver a doença. Por quê? Em virtude do estresse crônico.[21] A resposta crônica ao estresse faz o cérebro encolher, prejudicando o hipocampo. Queremos cuidar das pessoas que amamos — e devemos —, mas também temos que prestar atenção à nossa própria saúde. Portanto, se você é um cuidador, peça ajuda quando precisar, não carregue o mundo nas costas e não deixe de praticar o autocuidado para combater o impacto do estresse crônico. Siga o conselho da segurança de voo: se você não cuidar de si, não poderá cuidar de mais ninguém.

Treine o Cérebro para Resiliência

Se podemos criar conscientemente sentimentos de felicidade e satisfação, será que também podemos deixar de lado a raiva e o ressentimento? Às vezes, as pessoas dizem ou fazem coisas que ferem nossos sentimentos, intencionalmente ou não. Podemos ficar remoendo esses pensamentos e interações negativas, o que libera cortisol. Como já vimos, quando nosso cérebro fica exposto ao cortisol de forma constante, isso intensifica a resposta ao estresse e pode danificar o cérebro. Não é surpresa que pessoas que se adaptam melhor a situações estressantes e liberam sua raiva são muito menos propensas a se sentirem sozinhas, independentemente da idade.[22] Um cérebro resiliente está protegido contra mudanças em sua estrutura e função induzidas pelo estresse. Por exemplo, o aumento da liberação de cortisol pode encolher o hipocampo. Um cérebro resiliente está protegido dessa mudança, mesmo na presença de altos níveis de estresse.

Você pode dizer: "Sei que deveria deixar esses sentimentos negativos para trás, mas como posso realmente fazer isso? Posso me exercitar e me alimentar bem para construir um corpo resiliente, mas como faço para desenvolver resiliência mental?"

O cérebro pode ser treinado para ser resiliente através de uma prática de 15 minutos. Antes de explicar como fazer isso, deixe-me contar uma história do time de beisebol Chicago Cubs. Eles passaram 108 anos sem ganhar uma World Series. Isso é muito estresse e decepção para os jogadores. Eles começaram a fazer essa prática de 15 minutos no vestiário antes dos jogos e, no ano seguinte, ganharam a World Series. Certo, não estou dizendo que esse foi o único motivo. Mas, se isso não for suficiente para convencê-lo, considere isto: o exército dos EUA descobriu que os militares que fazem esse exercício conseguem reduzir seu estresse e obter maior resiliência.[23] Enfermeiros e médicos nos hospitais da Universidade Emory estão também usando essa prática para ajudar pacientes em tratamentos para TEPT e terapias altamente estressantes, como contra câncer.[24] Além disso, essa prática tem um efeito visível e mensurável no cérebro. Um estudo colocou dois grupos em situações de alto estresse e, em seguida, escaneou o cérebro dos participantes. O grupo que fez essa prática teve mais conectividade entre as regiões cerebrais, o que significa que as partes do cérebro se comunicaram melhor, tornando-o mais resiliente.[25]

Espero que esteja convencido agora. Essa prática, chamada autocompaixão e aceitação, realmente funciona e está sendo usada no mundo real. Eis como fazê-la em três passos simples:

- Pense em uma pessoa (ou animal de estimação) que você ama. Fique com esse sentimento por cerca de 5 minutos.
- Pegue esse sentimento de amor por outro ser e direcione-o para *si mesmo* durante aproximadamente 5 minutos.

- Pegue esse sentimento de amor e direcione-o para pessoas com quem você está chateado. Mesmo que tenha todos os motivos para estar irritado com elas, direcione esse sentimento por cerca de 5 minutos.

Você deve estar se perguntando por que um exercício chamado *auto*compaixão inclui o passo 3. Por que você deveria direcionar bons sentimentos para alguém com quem está chateado, se tem todo o direito de estar com raiva dessa pessoa? Bem, já ouviu o ditado "O perdão é para você, não para eles"? Isso tem real embasamento na neurociência. Um estado constante de raiva pode danificar o cérebro devido à liberação crônica de hormônios como o cortisol. É importante tirar um momento para não apenas perdoar a si mesmo, mas também perdoar os outros se você estiver se apegando à raiva. Dos três passos, no entanto, os pesquisadores descobriram que o passo 2 era o mais frequentemente ignorado. Os participantes disseram conseguirem cultivar um sentimento de amor e direcioná-lo para alguém que os havia magoado ou com quem estavam zangados, mas quando se tratava de dar a si mesmos esse sentimento de amor, as respostas variavam de desconfortáveis a *eca*. Tendemos a nos concentrar em tudo o que fazemos de errado e não no que estamos fazendo certo, precisamos ser mais gentis conosco. De forma vital, aqueles que pularam o passo 2 não mostraram um cérebro tão resiliente nos exames.

Impulsionando a Sabedoria

A sabedoria também demonstrou ser um escudo contra a solidão. Se essa ideia parece um pouco abstrata, na neurociência, *sabedoria* é frequentemente definida como empatia, compaixão, regulação emocional e autorreflexão.[26] Regiões específicas do cérebro reagem à solidão e à sabedoria de formas opostas. Por exemplo, em registros de atividade cerebral, uma área chamada junção temporoparietal era mais ativa em pessoas solitárias durante emoções de raiva. Por outro lado, pessoas mais sábias tinham mais atividade nessa parte do cérebro durante emoções mais felizes.[27]

A sabedoria e a solidão parecem influenciar e ser influenciadas pela a diversidade microbiana intestinal.[28] Essa relação pode parecer surpreendente, mas faz sentido quando lembramos da conexão mente-intestino e de que nossas emoções e humor podem afetar a inflamação e, consequentemente, as bactérias intestinais.

Construímos nossa sabedoria usando a prática de 15 minutos e a técnica de narrativa de não adaptação detalhada anteriormente neste capítulo. Essas duas práticas simples fortalecem a empatia, a compaixão, a regulação emocional e a autorreflexão — habilidades que aumentam a sabedoria e efetivamente combatem ou previnem a solidão grave.

Encontre um Propósito

Buscas significativas tendem a causar uma liberação constante de substâncias químicas que geram bem-estar no cérebro. Pessoas com um senso de propósito se sentem menos solitárias.[29] Esse senso de propósito pode vir de relações significativas, mentoria e da sensação de que se está contribuindo para um bem maior. Pode surgir da paternidade, da religião, do ativismo, do voluntariado ou do foco na carreira.

Pratique Pequenos Atos de Gentileza

Para reduzir o isolamento e a solidão, pode-se estimular substâncias químicas cerebrais como a serotonina e as endorfinas por meio da realização de pequenos atos de gentileza.[30] Um estudo descobriu que pessoas que cuidavam de um ente querido com demência se sentiam menos isoladas e solitárias ao realizarem um simples ato de gentileza para qualquer pessoa.[31]

O que seria um pequeno ato de gentileza? Pode ser algo como:

- Desejar bem a alguém ou conferir como essa pessoa está.
- Dar um elogio sem esperar nada em troca.
- Telefonar para alguém com quem você normalmente não conversa.

Embora muitas pessoas hoje em dia prefiram mensagens de texto a telefonemas (e se você se sente assim, não está sozinho), existe algo na voz humana que gera uma sensação de proximidade no cérebro. Um estudo de 2021 pediu às pessoas para entrarem em contato com um amigo que não viam há um tempo. A maioria disse que se sentiria desconfortável em fazer um telefonema e preferiria enviar uma mensagem de texto. No entanto, não só o telefonema demorou o mesmo tempo que enviar mensagens ou e-mails, como também, quando telefonaram, os participantes relataram sentir um vínculo significativamente mais forte.[32]

Já que sabemos que a voz humana cria uma sensação de proximidade, você pode estar se perguntando o que acontece com aqueles que não podem ouvir. Mesmo que tenha uma audição forte, nossa capacidade auditiva diminui à medida que envelhecemos (especialmente para os homens, que têm três vezes mais chances de desenvolver perda auditiva do que as mulheres).[33] Vamos aproveitar um momento para discutir a audição, a perda auditiva e como isso pode afetar o cérebro em envelhecimento.

A Surpreendente Ligação Entre Perda Auditiva e Perda de Memória, Depressão e Ansiedade

Estudos mostraram que, entre pessoas que perdem a audição na idade adulta, quanto mais severa a perda auditiva, maior o risco de perda de memória, depressão e ansiedade.[34] Pessoas com perda auditiva leve não tratada têm o dobro de chances de desenvolver demência em comparação com aquelas sem perda auditiva. As com perda severa têm cinco vezes mais chances.[35]

Há algumas razões para essa conexão entre audição e perda de memória. Primeiro, a perda auditiva pode levar ao isolamento social e à falta de engajamento e aprendizado. Como todos esses três fatores são cruciais para a saúde cerebral, a ausência deles pode ser prejudicial. Em segundo lugar, sem a audição, pode haver falta de estímulo às regiões cerebrais envolvidas em aprendizado, memória e processamento sonoro. Como o cérebro funciona com o princípio de "use ou perca", essas partes podem atrofiar. Terceiro, com a perda auditiva, outras partes do cérebro envolvidas no aprendizado acabam compensando. Isso pode cansar essas regiões cerebrais sobrecarregadas, levando à perda de cognição.

Existe também uma teoria de que a perda auditiva causa mudanças na atividade cerebral que podem promover proteínas anormais, que são a marca registrada do acúmulo de lixo cerebral.[36] Além disso, a perda auditiva pode causar uma redução nos químicos cerebrais envolvidos na plasticidade sináptica, que é a mudança que ocorre nas sinapses, as junções entre células nervosas que permitem a comunicação entre elas. A plasticidade sináptica permite que o cérebro aprenda novas informações e se adapte a novos ambientes. Ao mesmo tempo, a perda auditiva pode também aumentar o risco de depressão e ansiedade, tornando a pessoa mais isolada e solitária devido à falta de engajamento.

Não se trata apenas de ouvir, mas também de ser ouvido. Um estudo descobriu que, em geral, as pessoas que tinham alguém com quem se sentiam à vontade para falar dos problemas ou as complicações em sua vida tinham um cérebro mais jovem e resiliente.[37]

Aparelhos Auditivos Ajudam?

Usar um aparelho auditivo reduz o risco de desenvolver demência em 18% e de depressão e ansiedade em 11%. Além disso, quem usa um aparelho auditivo tem 13% menos chances de cair e, consequentemente, menos chances de sofrer uma lesão na cabeça.[38] Um estudo relatou que 97,3% das pessoas que receberam um aparelho auditivo mostraram melhoria clinicamente significativa na função cognitiva.[39] Mas, embora a perda auditiva leve seja comum após os 70 anos, muitas vezes ela não é diagnosticada — e, surpreendentemente, apenas 12% daqueles que são diagnosticados com perda auditiva adquirem um aparelho auditivo.[40]

Usar um aparelho auditivo não melhora apenas a audição, protege também o cérebro. Se você conhece alguém que precisa de um aparelho auditivo, mas está hesitando em adquirir um, diga-lhe que ela não estará apenas melhorando a audição, estará protegendo o cérebro.

Outros Sentidos

Cuidar dos sentidos além da audição também pode ajudar a combater a solidão e a proteger seu cérebro contra o envelhecimento. Aqueles que necessitam e se submetem à cirurgia de catarata reduzem o risco de desenvolver demência em 30% nos dez anos seguintes à cirurgia.[41] Acredita-se que, ao melhorar a visão, as pessoas permanecem engajadas e continuam a aprender novas informações.

Existe também uma forte conexão entre o olfato e a memória. Afinal, no topo da cavidade nasal está o cérebro. Há até a possibilidade de usarmos testes de olfato para diagnosticar demência e Alzheimer.[42] Pessoas que não foram capazes de identificar quatro de cinco odores comuns tiveram mais que o dobro de chances de desenvolver demência nos 5 anos seguintes.[43] Se a parte do cérebro envolvida com o olfato estiver se deteriorando e atrofiando, talvez outras partes do cérebro estejam também envelhecendo.

E se você quiser ir além, existe algo chamado "treinamento olfativo". Esse treinamento envolve escolher quatro tipos diferentes de odores, como picante, frutado, floral e resinoso, e cheirá-los individualmente por cerca de 10 segundos, duas vezes ao dia. Há evidências de que isso pode ajudar a recuperar o sentido olfativo após infecções como a da covid-19.[44] É como levar seu nariz à academia (sem ter que sentir o cheiro dela). Resumindo, tire um tempo para cheirar as rosas. Cheire sua comida. Não será apenas um momento de atenção plena, você estará também estimulando um sentido importante. Lembre-se, o cérebro funciona sob o princípio de "use ou perca". Nossos sentidos conectam o mundo externo ao nosso cérebro — e engajar nossos sentidos retarda o processo de envelhecimento dele.

Tudo se resume a conexões. Relacionamentos significativos nos conectam a outras pessoas, e essas conexões estabelecem novas conexões em nosso cérebro.

CAPÍTULO 14

Você É o Que Come (e o Seu Cérebro Também)

SESSENTA TONELADAS DE COMIDA PASSAM PELOS INTESTINOS DE um ser humano médio durante a vida.[1] E se você já fez um cruzeiro, pode dobrar esse número. (É brincadeira, mas devo admitir que adoro cruzeiros, em parte porque amo comida.) O que comemos pode acalmar ou aumentar a inflamação, nos ajudar a perder ou ganhar peso e até mesmo melhorar a função cerebral. Na verdade, a dieta desempenha um papel em praticamente todos os aspectos que discutimos até agora — nossa saúde cerebral geral, nosso humor, nosso sono e nossa produtividade, bem como nossa saúde cardíaca, imunológica e metabólica. Mas você poderia estar comendo a comida certa de forma errada? Ou nos momentos errados? Vamos explorar coisas simples que pode fazer para alimentar o cérebro e obter novas percepções surpreendentes para aproveitar ao máximo a próxima refeição.

Qual é a "Melhor" Dieta para a Saúde Cerebral?

Existe um número vertiginoso de dietas complexas, restritivas e até bizarras por aí, e novas modas ou tendências alimentares surgem aparentemente toda semana. Se filtrarmos o excesso de informação, muitas das pesquisas sobre a conexão entre dieta e melhorias na saúde do intestino/cérebro/imunidade apontam para uma dieta do tipo mediterrânea como a melhor. Essa é uma dieta repleta de frutas e vegetais, cheia de legumes, nozes e grãos inteiros e com peixe, frutos do mar e gorduras boas, como o azeite. A dieta mediterrânea reduziu o risco de Alzheimer mesmo naqueles com um fator de risco genético para a doença.[2]

Há também a dieta DASH (Abordagens Dietéticas para Interromper a Hipertensão), rica em alimentos minimamente processados, como vegetais, frutas, peixe, azeite e leguminosas. Um estudo publicado na *Alzheimer's and Dementia* relatou que a dieta MIND (Intervenção Mediterrâneo-DASH para Atraso Neurodegenerativo), uma mistura da dieta mediterrânea e da DASH, que é tão saudável para o coração, pode reduzir o risco de desenvolver Alzheimer em cerca de 35% — e isso é apenas para pessoas que a seguiram casualmente. Aqueles que seguiram a dieta com rigor reduziram seu risco em até 53%.[3]

Em 2021, os autores da Dieta MIND no Rush University Medical Center lançaram um estudo de acompanhamento que observou 921 participantes com idade média de 81 anos por uma média de seis anos. Pessoas que regularmente incluíam peras, azeite, molho de tomate, couve, laranjas e quantidades moderadas de vinho em sua dieta tinham um risco 38% menor de desenvolver Alzheimer. (Embora — e já fica como aviso — o álcool seja controverso, falaremos disso em algumas páginas.) Aqueles que comiam *regularmente* couve, feijões, chá, espinafre e brócolis tinham um *risco 51% menor* de desenvolver Alzheimer.[4] Por que essa dieta funciona? Por um lado, os alimentos incluídos na dieta são ricos em flavanóis, um anti-inflamatório potente que reduz o risco de inflamação que pode se espalhar para o cérebro. Os alimentos da dieta também nutrem as 37 trilhões de bactérias em seu intestino. Além disso, esses alimentos são saudáveis para o coração e beneficiam a conexão coração-cérebro.

Os tipos de alimentos que combinamos em uma refeição podem aumentar ou diminuir o risco de declínio cognitivo. Por exemplo, estudos relataram que aqueles que consomem pelo menos uma refeição com frutos do mar por semana têm uma taxa mais lenta de perda de memória ao longo de cinco anos do que aqueles que não consomem.[5] Por outro lado, um estudo publicado na *Neurology* acompanhou os participantes por doze anos, os resultados sugerem que combinar carne processada, como linguiça ou carne curada, com um carboidrato amiláceo como batata ou lanche açucarado, aumenta o risco de demência.[6] Você pode estar dizendo: "Está acabando com tudo que eu gosto de comer!" Não desanime! No mesmo estudo, quando as pessoas comiam alimentos saudáveis para o coração e para o cérebro *junto* com alimentos altamente processados/açucarados, isso ajudava a reduzir o risco de demência.[7]

Uma dieta mediterrânea é uma excelente base porque é mais fácil de seguir do que muitas outras dietas. Dietas muito restritivas não são sustentáveis a longo prazo para a maioria das pessoas. Em vez de pensar em limitar os alimentos que ama, pense em *incluir* alimentos saudáveis para o coração e para o cérebro (como peixe, nozes e azeite) e comer ambos ao mesmo tempo. Não estou sugerindo que você simplesmente dobre a quantidade de comida que está comendo — em vez disso, faça algumas substituições e adições cruciais.

Tudo Bem Amar Aquele Cafezinho

Em um estudo com mulheres com 65 anos ou mais, aquelas que consumiram mais de 261 mg de cafeína por dia tiveram 36% menos chance de apresentar casos de demência ao longo de dez anos de acompanhamento.[8] Não estou dizendo que você precisa beber tudo isso — o que equivale a mais de duas canecas de café ou cinco de chá preto. Essa é uma quantidade considerável. Consulte seu médico, pois a cafeína pode não ser benéfica para pessoas com certas condições de saúde pré-existentes.

Os Alicerces de uma Dieta Saudável para o Cérebro

Ao longo deste livro, falei do poder que a nossa dieta tem de sustentar nossa saúde de diversas maneiras — limitando o colesterol LDL (ruim), controlando inflamações, ajudando-nos a dormir melhor e assim por diante. Neste capítulo, vou reunir tudo para que você possa avaliar como está se alimentando e, caso seus hábitos atuais não estejam em sintonia com a proteção do seu cérebro, possa começar a fazer pequenas mudanças para melhorar. Organizei isso em torno de quais alimentos (e nutrientes) priorizar e quais limitar, incluindo também uma seção sobre suplementos. Vamos começar.

Gorduras Saudáveis

O cérebro precisa de gorduras saudáveis. As células cerebrais são revestidas por gorduras do tipo ômega-3. Essas gorduras mantêm os sinais elétricos que suas células cerebrais usam para se comunicar fluindo de uma célula para outra. Você precisa que essa eletricidade viaje com eficácia para que seu cérebro funcione bem (assim, se lembrará do que leu neste capítulo quando estiver decidindo se vai comer um sanduíche de frango frito ou o salmão grelhado da próxima vez que for jantar fora). Pense nas células cerebrais como o cabo de um carregador: o revestimento — neste caso, as gorduras saudáveis — impede a eletricidade de escapar, permitindo que ela flua da tomada ao aparelho. No entanto, o cérebro e o corpo não conseguem fabricar ômega-3 sozinhos. É preciso obtê-lo por meio dos alimentos certos. Algumas fontes-chave de gorduras saudáveis são peixes, nozes, sementes e certos óleos.

Comer uma porção de 100 gramas de salmão (não frito!) duas vezes por semana melhorou o sono em crianças e elevou os resultados em testes de QI.[9] Esse é um duplo benefício! Há fortes evidências de que isso também é útil para adultos.[10] Comer peixes oleosos ricos em ácidos graxos ômega-3, como cavala, arenque, truta-de-lago, sardinhas, atum albacora e, novamente, salmão, também é bom para o coração — o que, por sua vez, protege a saúde do cérebro.

Porém, embora haja fortes evidências de que comer peixe cerca de duas vezes por semana é benéfico para a saúde do cérebro e do coração, há uma pequena diferença entre peixes selvagens e os criados em cativeiro. Além disso, não importa apenas o que *nós* comemos. O que esses animais comiam antes de chegarem ao nosso prato também importa. Peixes selvagens tendem a ser mais ricos em ômega-3 porque, em geral, comem mais algas e plâncton, ricos nessa substância. Quando o peixe come alimentos ricos em ômega-3, isso vai para seus tecidos, e eles nos repassam.

Já os peixes de cativeiro, por outro lado, muitas vezes são alimentados com milho, rico em ômega-6. O ômega-6 também tem benefícios para o cérebro e a saúde, mas como há mais alimentos que contêm ômega-6, frequentemente temos excesso de ômega-6 em nossa dieta em comparação com o ômega-3. Focar alimentos que contêm ômega-3 pode ajudar a equilibrar a quantidade de ômega-6 e ômega-3 que estamos consumindo. O salmão de cativeiro, no entanto, ainda é rico em ácidos graxos ômega-3 devido ao conteúdo de gordura dos filés.

Linhaça e azeite de oliva são outras fontes de gordura saudável. Lembre-se, nem todo azeite é feito da mesma forma. O azeite prensado a frio, extravirgem, minimamente processado e sem aditivos é o melhor. Procure uma data de engarrafamento ou a data de validade. Quanto menor o tempo entre a prensagem e o consumo, melhor ele será para o coração e o cérebro. Quanto mais próximo conseguirmos chegar de uma azeitona sendo espremida em um frasco, melhor será para eles.

Peixes Ricos em Ômega-3 (Selvagens ou de Cativeiro)

- Salmão
- Sardinhas
- Cavala
- Bacalhau
- Arenque
- Truta-de-lago
- Atum claro enlatado

Outros Alimentos Ricos em Ômega-3

- Sementes de linhaça
- Sementes de chia
- Abacates
- Nozes
- Couve de Bruxelas
- Óleo de linhaça (não recomendado para cozinhar, mas pode ser usado como molho)
- Azeite de oliva

Mesmo priorizando gorduras saudáveis, é provável desejarmos manter nossa ingestão moderada. Comer gordura pode aumentar os níveis totais de colesterol no sangue. Assim como o açúcar, que discutimos no Capítulo 7, precisamos de um pouco, mas não em excesso, e dos tipos certos.

Você Ama Guacamole?

Amantes de guacamole, comemorem. Os abacates são um ótimo exemplo de gordura saudável. Dois abacates pequenos, ou avocados, por semana reduzem o risco de doenças cardíacas, segundo um estudo de 2022. Ele acompanhou mais de 100 mil pessoas por mais de trinta anos e descobriu que, se abacates substituírem gorduras animais como queijo, manteiga ou bacon na dieta, haverá um risco de 16% a 22% menor de doenças cardiovasculares.[11]

E Quanto aos Ovos?

Quando ouvimos a palavra "colesterol", costumamos pensar em ovos. Os ovos são um dos debates mais confusos na área da saúde. Já foram vilões, heróis e vilões novamente. Onde eles estão nesse debate hoje?

Como mencionei no Capítulo 3, existe o colesterol bom e o ruim. Seu corpo precisa de um pouco de colesterol para produzir hormônios e a vitamina D (abordaremos isso mais tarde) e para ajudá-lo a digerir os alimentos. Além dos ovos (especificamente, das gemas), o colesterol é encontrado em carnes e queijos.

A conclusão é que os ovos podem fazer parte de uma dieta saudável para o cérebro. Mantenha o consumo de ovos moderado, o que significa cerca de um ou dois por dia para a maioria das pessoas. Além disso, uma ou duas vezes por ano, faça um exame de sangue para verificar os níveis de colesterol (como comentamos em "Seu Documento Mais Importante: Exame de Colesterol", no Capítulo 3). Se os níveis estiverem muito altos, consulte seu médico sobre a redução no consumo de ovos ou do consumo apenas das claras. Se você está com níveis altos de colesterol, discuta a ingestão de ovos com seu cardiologista.

Proteínas Saudáveis

Se já viu as coisas incríveis que podem ser feitas com Legos, como uma recriação da Ponte Golden Gate ou de um Lamborghini, provavelmente tem uma boa ideia de como pensar sobre proteínas. Elas são como as peças de Lego que, através de diferentes combinações e configurações, constroem você da cabeça aos pés. Você usa proteínas para produzir hormônios, substâncias químicas fundamentais para aprendizado e memória, e os anticorpos do sistema imunológico. O detalhe é o seguinte: muitas dessas proteínas não podem ser armazenadas ou produzidas no corpo. É preciso ingeri-las. Felizmente, elas são encontradas em uma ampla variedade de fontes, incluindo peixe, ovos, soja, carne, leite, legumes, nozes e feijões.

Um tipo fundamental de proteína é a proteína do soro do leite, encontrada em produtos lácteos. Estudos mostram que tomá-la como suplemento pode ajudar a reduzir desde o LDL e o colesterol total até a pressão arterial.[12] Até mesmo pessoas que são intolerantes à lactose têm a opção de consumir laticínios sem lactose que contêm essa proteína.

Aliás, muitos dos alimentos que consideramos boas fontes de proteína são bons por outro motivo: eles também contêm o nutriente colina. A colina é como um triplo golpe de bondade para o cérebro e é crucial para a saúde cerebral e para reduzir o risco de demência. Primeiro, ela evita a formação de placas no cérebro. Depois, acalma as micróglias hiperativas, impedindo-as de atacar células cerebrais saudáveis. Por fim, o cérebro usa também a colina para produzir acetilcolina, um neurotransmissor crítico que permite a comunicação entre as células cerebrais.

Embora as dietas à base de plantas possam ter benefícios cerebrais, elas vêm com uma preocupação: dietas veganas e vegetarianas frequentemente carecem de colina. O alimento com os níveis mais altos de colina são fígados de frango. Se você acabou de fazer cara de nojo, não se preocupe, outros alimentos ricos neste nutriente crucial incluem peixe, frango, carne de porco, carne bovina, ovos, camarão, feijões, leite e brócolis. Portanto, se você segue uma dieta vegetariana, certifique-se de incluir intencionalmente vegetais ricos em colina.

Você Está Ficando com Sono...

Todos nós gostamos de nos reunir no Dia de Ação de Graças e falar de como o triptofano no peru nos deixa com sono. Na realidade, você teria que comer cerca de 16 quilos de peru para sentir os efeitos sedativos do triptofano. (Você pode estar dizendo: "Bem, eu como 16 quilos de peru no Dia de Ação de Graças", mas só sente que comeu isso tudo.) O que realmente o deixa sonolento são os alimentos ricos em gorduras e carboidratos, como o recheio e o purê de batata, o excesso de comida, o álcool e, em alguns casos, a conversa.

Frutas, Vegetais e Grãos

Falando em vegetais... vamos discuti-los a seguir. Você provavelmente não ficará surpreso em ouvir que frutas, vegetais e grãos são partes importantes de uma dieta saudável para o cérebro. Isso porque eles contêm vitaminas, minerais e fibras importantes. Você pode incluí-los no seu prato das seguintes maneiras:

- Bata frutas e vegetais para um poderoso coquetel de nutrientes.
- Consuma sopas à base de vegetais. (Apenas cuidado com o excesso de sal em sopas enlatadas — veja o subtítulo “Sal em Excesso”, mais à frente, para saber mais sobre ele.)
- Adicione vegetais a ovos e omeletes.
- Acrescente bananas e frutas silvestres à aveia e aos cereais.
- Experimente macarrão à base de vegetais.
- Coloque alguns vegetais na sua pizza. E experimente uma crosta de couve-flor.
- Acompanhe um hambúrguer com uma salada ou vegetais.

Se você olhar para o seu prato e ver que metade dele está coberta de vegetais, saberá que está no caminho certo. Agora, vamos examinar mais de perto esses alimentos de origem vegetal e entender por que eles são tão bons para o nosso cérebro.

Vitamina C

A vitamina C está envolvida em múltiplos aspectos da saúde imunológica, inclusive na produção de glóbulos brancos. Esses glóbulos brancos protegem contra infecções.

Quando pensamos em vitamina C, a laranja é a primeira coisa que vem à mente. Mas e se eu dissesse que entre brócolis, kiwi, pimentões e melão, um deles tem mais vitamina C que a laranja, qual você escolheria?

É uma pegadinha.

A resposta é que todos eles têm mais vitamina C que a laranja. (Parece que a laranja tem um ótimo departamento de relações públicas.) O fato é que a vitamina C é fundamental para a saúde imunológica e existem vários outros alimentos além da laranja que oferecem uma dose potente. A quantidade diária recomendada é de aproximadamente 75 mg por dia.

Para se ter uma ideia, um copo de morangos contém 95 mg de vitamina C. Curiosamente, um estudo descobriu que o consumo de quatro kiwis amarelos por dia reduziu os sintomas de dor de garganta e congestão nasal causados por uma infecção do trato respiratório superior.[13] Os kiwis aumentaram a concentração de vitamina C no plasma de adultos mais velhos saudáveis.

Aliás, embora priorizar frutas e vegetais ricos em vitamina C seja uma boa ideia, não há muitas evidências de que tomar um suplemento de vitamina C seja benéfico para a saúde em geral, pois este pode ser difícil de absorver, e doses acima de 2 mil mg por dia podem perturbar o sistema digestivo. (Falaremos de outros suplementos mais adiante neste capítulo.)

Prebióticos (Fibra)

Prebióticos são alimentos que as bactérias boas em nosso intestino (ver Capítulo 4) adoram comer. (Eles são diferentes de probióticos, os quais abordaremos mais adiante.) Quando você alimenta as bactérias boas com prebióticos, elas se multiplicam e crescem. Alguns prebióticos saborosos são tomates, alcachofras, bananas, frutas vermelhas, linhaça, leguminosas, grão-de-bico, nozes, cebolas, alho, chicória, folhas de dente-de-leão, aspargos, alho-poró e grãos integrais.

O componente fundamental dos alimentos que nutrem as bactérias boas é a fibra. Ela tem se mostrado eficaz em ajudar com condições relacionadas à inflamação, como a saúde do coração, a pressão arterial e o diabetes, também reduz o LDL, que é o colesterol ruim (veja o Capítulo 3). Uma ingestão maior de fibra está associada a mais tempo em sono profundo.[14] Além disso, alimentos prebióticos como frutas, vegetais e grãos integrais liberam compostos no sangue que o ajudam a dormir.[15] A fibra solúvel é encontrada em aveia, arroz e farelo de aveia, bem como em frutas cítricas, maçãs, peras, morangos, ervilhas, batatas e couve-de-bruxelas. (Então, se você não gosta de couve-de-bruxelas, não se desespere, existem muitas outras formas de obter essa fibra.)

Nós não podemos digerir fibra por conta própria, mas quando ela chega ao intestino, as bactérias boas se deliciam. Depois de comer essa fibra, elas liberam butirato. Este cura e protege o revestimento do intestino.

Se não tivermos fibra suficiente para alimentar nossas bactérias boas, as bactérias ruins assumem o controle e começam a atacar o revestimento do intestino, causando inflamação. Apenas 5% das pessoas nos Estados

Unidos atingem a meta diária recomendada de 25 gramas de fibra para mulheres e 38 gramas para homens.[16] Mas adicionar fibra à sua dieta não precisa ser complicado. Pequenas mudanças fazem uma grande diferença.

- Em vez de pão branco, coma pão integral algumas vezes por semana.
- Troque o arroz branco pelo integral ou experimente grãos inteiros como cevada, quinoa ou farro.
- Adicione leguminosas, feijões ou nozes às refeições.
- Coloque alguns vegetais frescos, congelados ou enlatados extras na sopa ou no ensopado.
- Mantenha a casca das batatas.
- Acrescente algumas frutas vermelhas, nozes ou sementes no iogurte ou salada.

Uma palavra de cautela: comer muita fibra ou adicionar muita fibra à sua dieta rapidamente pode causar desconforto gastrointestinal. Converse com seu médico ou nutricionista para encontrar o equilíbrio certo de alimentos para você.

Dica Rápida para Quando Você Estiver Fazendo Compras

No supermercado, o fato de a embalagem dizer "trigo" ou "feito com grãos integrais" não significa que o produto contém fibras benéficas. Procure alimentos com rótulos que indiquem 100% grão integral ou trigo integral. Alguns ingredientes que você deve buscar são aveia, farelo de aveia, espelta (ou trigo vermelho), linhaça, centeio ou farinha de cevada. Fique de olho no selo dourado de grão integral nas embalagens de alimentos.

Sulforafano e Outros Compostos Benéficos

Legumes crucíferos (como rúcula, bok choy ou acelga, brócolis, couve-de-bruxelas, repolho, couve-flor, couves e outros) contêm um trio de compostos que trabalham juntos para oferecer benefícios ao corpo e ao cérebro. Além do sulforafano, que pode ajudar a proteger o cérebro, eles também contêm os compostos glucorafanina e mirosinase. Embora esses compostos possam ser difíceis de pronunciar, são fáceis de conseguir: para ativar os três e obter benefícios para a saúde, você precisa cortar, picar ou mastigar o vegetal.

Um estudo na *Journal of Agricultural Food Chemistry* descobriu que o brócolis cru tinha dez vezes mais sulforafano do que o brócolis cozido. Evite ferver, assar ou cozinhar esses tipos de vegetais no micro-ondas. Se cozinhá-los, considere fazer isso no vapor por 1 a 3 minutos, mantendo a temperatura abaixo de 140°C. Acima disso, o sulforafano será destruído.

Mas eu prometo, você ainda pode cozinhar seus vegetais de duas maneiras! Se quiser assar seus vegetais, siga as instruções de um estudo publicado na *Molecular Nutrition Food Research*: os pesquisadores descobriram que colocar um pouco de semente de mostarda ou pó de mostarda, rico em mirosinase, nesses vegetais antes de assá-los aumenta o poder do sulforafano. Com um impulso de mirosinase, nem mesmo assar elimina esses compostos benéficos.[17] Você pode também tentar adicionar um pouco de semente de mostarda, rabanete branco, wasabi ou raiz-forte aos seus legumes crucíferos, pois esses temperos ajudam a reação química a ocorrer e preservam o sulforafano.

Outra forma fácil de obter uma boa dose de sulforafano é picar os vegetais e deixá-los descansar por cerca de 30 a 40 minutos antes de cozinhar. O ato de picar ajuda a liberar a forma ativa do sulforafano e o tempo permite que o composto químico se estabilize.

Se você, como um dos ex-presidentes dos EUA, não gosta de brócolis, pode ser tentado a experimentar um suplemento de pó de brócolis. Uma preocupação quanto a isso é a de que os suplementos de pó de brócolis muitas vezes não contêm mirosinase, tornando-os ineficazes. Em vez disso, experimente repolho ou couve-de-bruxelas.

Vegetais e NENHUM Benefício?

Seria terrível ter que comer um vegetal que você não gosta e ainda assim não obter nenhum benefício para o cérebro, não é? Isso pode acontecer. O espinafre é rico no antioxidante luteína, mas seu efeito protetor é maior quando ele *não* é cozido. Cozinhar o espinafre destrói os químicos que protegem o cérebro. Surpreendentemente, melhor do que comer espinafre cru em uma salada é *picá-lo* ou batê-lo em uma vitamina, pois cortar as folhas libera mais luteína.[18] Para um impulso cerebral ainda maior na sua vitamina verde, acrescente um pouco de gordura saudável, como iogurte grego, para aumentar a absorção no intestino.

Boas Notícias para os Amantes de Chocolate

O chocolate amargo com um teor de cacau de 70% ou mais tem uma alta concentração de flavanóis com propriedades anti-inflamatórias.[19] Desfrute de um pequeno pedaço (aproximadamente do tamanho de um selo postal) e saiba que você estará ajudando a equilibrar o seu sistema imunológico. Só fique atento ao teor de açúcar (veja o subtítulo "Açúcar Adicionado", mais à frente).

Alimentos para Evitar e Limitar

Agora que abordamos os princípios básicos do que comer, você deve estar se perguntando o que deve ser evitado. Eu nunca lhe diria para *jamais* comer algo (a variedade é o tempero da vida!), mas para proteger o cérebro, existem certas coisas que devemos comer apenas em quantidades limitadas.

O que as Bactérias Ruins Adoram Comer: Aditivos, Conservantes e Fast-Food

Você sabia que existe um Twinkie, uma espécie de bolinho, exposto no Museu de Ciência e Tecnologia de Chicago desde 2009? Ainda parece bom o suficiente para comer, e provavelmente está. Mas os aditivos e conservantes que mantêm alimentos como os Twinkies sem estragar podem ser desastrosos para o intestino (e para o cérebro!) por aumentar a inflamação e confundir as micróglias.

O fast-food muitas vezes vem cheio desses aditivos e conservantes que alimentam as bactérias nocivas. Um estudo publicado na *American Journal of Clinical Nutrition* fez com que um grupo de pessoas comesse hambúrgueres e batatas fritas — uma refeição típica de fast-food. Porém, metade do grupo comeu refeições preparadas com gordura saturada, ao passo que a outra metade comeu refeições preparadas com óleo de girassol, uma gordura mais saudável. Uma hora após a refeição, a concentração e o foco dos participantes foram testados. O grupo que comeu a refeição preparada com a gordura saudável se saiu significativamente melhor nos testes de atenção.

Algumas semanas depois, todos os participantes voltaram e trocaram as refeições para que as pessoas que tinham comido aquela rica em gordura saturada agora comessem a preparada com óleo de girassol e vice-versa. Novamente, os grupos foram testados e aqueles que comeram a refeição preparada com alta quantidade de gordura saturada tiveram um desempenho pior nos testes de foco e atenção.[20] É interessante pensar em como a comida que comemos pode impactar nosso cérebro de forma tão rápida. É incrível que a ciência tenha criado comida que não estraga — mas esses alimentos altamente processados pertencem exatamente onde aquele Twinkie está: atrás de um vidro em um museu, não no seu intestino.

Quem Não É Visto, Não É Lembrado

Outra boa razão para manter os alimentos processados em um museu? É muito menos provável que cedamos às tentações de comidas não saudáveis se elas não estiverem ao nosso redor. É difícil resistir se tiver biscoito em casa. É muito mais fácil resistir a um biscoito que teria que ir buscar ativamente. O truque é tentar não ter essas tentações na sua cozinha. Permita essas guloseimas só quando for necessário um esforço extra para obtê-las, como quando você vai a um restaurante ou a uma sorveteria para um sorvete. Até mesmo dar uma caminhada é uma ótima forma de conseguir essa guloseima. E não, não estou falando da caminhada até a geladeira.

Açúcar Adicionado

Eu já disse antes que o açúcar não é o vilão, mas sim o *excesso* dele. Por exemplo, as frutas contêm açúcar. Mas ao comer uma fruta como a banana, você não ingere só um pouco de açúcar natural (frutose, cerca de 14,4 gramas em uma banana média), como também vitamina C, B6 e potássio, que são antioxidantes necessários para o reparo dos tecidos, para a saúde imunológica, para o metabolismo e para a função muscular, além de uma boa dose de fibra. A fibra retarda a liberação de açúcar na corrente sanguínea, fazendo você se sentir saciado por mais tempo. Um estudo de 2021 constatou que consumir duas porções de frutas por dia reduziu o risco de desenvolver diabetes tipo 2 em 36% em comparação com aqueles que consumiam meia porção.[21] (Essa tendência foi observada em frutas inteiras, e não em suco de frutas. Os sucos costumam ter mais açúcar e menos fibra.)

Como exemplo contrastante, uma lata de refrigerante tem incríveis 44 gramas — ou 9 colheres de chá — de açúcar, geralmente na forma de xarope de milho rico em frutose.[22] É surpreendente que consiga dissolver tanto açúcar em um líquido. E, a propósito, você teria que comer três bananas para obter a mesma quantidade de açúcar que se encontra em uma lata de refrigerante.

A Associação Americana do Coração diz que os homens devem consumir, no máximo, cerca de 7 a 8 colheres de chá de açúcar adicionado, e as mulheres devem consumir cerca de 5 a 6 colheres de chá por dia.[23] No início do século XIX, o norte-americano médio consumia 45 gramas ou cerca de 9 colheres de chá de açúcar a cada 5 dias. Hoje, o americano médio consome 22 colheres de chá de açúcar adicionado todos os dias, o que é quase 4 vezes o limite diário. Isso corresponde a cerca de 1.590 quilos de açúcar ao longo de uma vida. É o equivalente a quase 2 milhões de M&Ms. Mesmo que sejam seus doces favoritos, são balas demais.

É fácil para esses gramas de açúcar se acumularem, mesmo se você achar que está sendo cuidadoso — e, geralmente, o açúcar se infiltra por meio de alimentos embalados. Houve um tempo em que a gordura era considerada um "alimento ruim", e a indústria alimentícia respondeu inundando o mercado com alimentos sem gordura. Agora, sabemos que gorduras saudáveis, como o azeite de oliva e as contidas em nozes, peixes e abacates, são superalimentos que estimulam e protegem o cérebro. A gordura carrega sabor, então, se você a remove, tem que substituí-la por algo. A indústria alimentícia optou por substituir a gordura por açúcar. Por exemplo:

- O leite achocolatado sem gordura tem dez colheres de chá de açúcar adicionado. (Essa doeu.)
- Cerca de 99% do iogurte desnatado aromatizado tem 31 gramas, ou 6 colheres de chá, de açúcar.
- Um cone de sorvete com baixo teor de gordura pode incluir seis colheres de chá de açúcar.

Em outras palavras, mesmo que você pense que está escolhendo o item mais saudável, confirme para ter certeza de que o açúcar não foi adicionado sorrateiramente.

Isso nem leva em conta os açúcares adicionados que se escondem sob diferentes nomes. Muitos produtos anunciados como saudáveis, como certos tipos de barras de granola, iogurte com xarope de frutas no fundo e alguns cereais aparentemente nutritivos, contêm grandes quantidades de açúcar. Você pode examinar a lista de ingredientes procurando por *açúcar* e não encontrar nada. Onde o açúcar está escondido? Procure por:

- Dextrose
- Frutose
- Galactose
- Glicose
- Lactose
- Maltose
- Sacarose

Basicamente, qualquer coisa que termine em *-ose* é açúcar. Além disso, fique atento a qualquer produto que inclua xarope, como:

- Néctar/xarope de agave
- Xarope de arroz integral
- Xarope de alfarroba
- Xarope de milho
- Xarope de milho rico em frutose (HFCS)

O xarope de milho rico em frutose é um grande problema, então vamos parar aqui por um momento. Se você vir esse ingrediente listado na embalagem de um alimento, largue o pacote e corra. A indústria alimentícia contratou alguns cientistas malucos para desenvolver esse açúcar de alta frutose nos anos 1960.[24] Esse tipo de açúcar foi projetado para ser doce, estável e fácil de usar em alimentos embalados. É uma realização científica incrível que, por acaso, é um veneno para o nosso corpo e nosso cérebro.[25] Agora temos dados que mostram que o xarope de milho rico em frutose perturba o microbioma e aumenta a inflamação.[26] Um estudo na UC Davis constatou que bebidas com xarope de milho rico em frutose aumentam o risco de doenças cardiovasculares em jovens saudáveis em apenas duas semanas.[27]

Vamos voltar à nossa lista. Além de *-ose* e xarope, fique de olho na palavra *suco*:

- Cristais de suco de cana
- Suco de cana evaporado
- Suco de fruta
- Concentrado de suco de fruta

E então temos os mais complicados, como os abaixo:

- Dextrina
- Malte diastático
- Etil maltol
- Cristais da Flórida
- Maltodextrina
- Malte de cevada
- Melaço preto
- Caramelo
- Mel
- Melaço
- Xarope de arroz
- Melado

Quem imaginaria que haveria tantos nomes para o açúcar? Não deixe a indústria alimentícia aplicar esse truque em você.

Sal em Excesso

Passar o sal ou passar *longe* do sal? Precisamos encarar muitos estudos no mundo do bem-estar com uma pitada de ceticismo, mas o impacto do sal em nossa saúde não é um deles. Em um estudo, quando as pessoas foram alimentadas com uma dieta equivalente ao conteúdo de sal de duas refeições de fast-food por dia, tiveram mais dificuldade para combater infecções bacterianas.[28] Diretrizes alimentares recomendam limitar a ingestão de sal a cerca de 2.300 miligramas por dia, ou cerca de 1 colher de chá de sal por dia, mas muito da comida que comemos, especialmente alimentos embalados e fast-food, tem muito sal adicionado.[29]

Sal, mesmo com um nome diferente, ainda é sal: MSG, citrato de sódio, nitrato de sódio e fosfato dissódico são todas formas de sal. Tente evitar produtos com mais de 200 miligramas de sódio por porção. Verifique as informações nutricionais ao comprar alimentos embalados. Outro truque da indústria alimentícia: só porque diz "sódio reduzido" não significa que não seja ainda muito mais do que a quantidade diária recomendada.

Alimentos a Evitar para um Sono Melhor

Não faça o seu cérebro priorizar a digestão em detrimento do sono! Especialmente antes de dormir, evite alimentos altamente processados (com muitos aditivos e conservantes) e alimentos pesados (ricos em carboidratos ou amido). Algumas pessoas podem também querer evitar alimentos muito condimentados. O que é apimentado pode variar de pessoa para pessoa, uma pessoa pode comer pimentas jalapeño como se fossem balas e a outra pode estar em lágrimas após um toque de pepperoni. Se alimentos apimentados estiverem causando alguma indigestão, eles poderão interferir no seu sono.

Um estudo na *Journal of Clinical Sleep Medicine* observou que uma dieta rica em gordura saturada e açúcares adicionados estava associada a um sono menos profundo e mais interrupções durante a noite.[30]

Álcool

O impacto do álcool no cérebro e no sistema imunológico é outra área onde as conclusões podem ser confusas e controversas. Por um lado, um copo de vinho tinto por dia está incluído na dieta MIND (discutida anteriormente neste capítulo). Há evidências de que o consumo leve de álcool pode reduzir o risco de Alzheimer.[31] Por outro lado, outras pesquisas sugerem que qualquer quantidade de álcool pode acelerar o envelhecimento cerebral. Por exemplo, um estudo de 2022 descobriu que apenas uma bebida por dia fazia o cérebro parecer cerca de 6 meses mais velho. Aqueles que consumiam quatro bebidas por dia tinham um cérebro que parecia cerca de 10 anos mais velho que a idade cronológica.[32] Está confuso com os estudos conflitantes? Eis o que sabemos: o consumo excessivo de álcool ou a bebedeira pode danificar o cérebro e suprimir o sistema imunológico.[33] (Isso é mais do que quatorze bebidas por semana ou quatro em qualquer dia para homens e mais de sete bebidas por semana ou três em qualquer dia para mulheres.) O consumo moderado — duas bebidas alcoólicas por dia para um homem e uma para uma mulher (com base no peso corporal médio para homens e mulheres) — não parece ter muito impacto no sistema imunológico, negativo ou positivo. Alguns pequenos estudos mostram que uma quantidade moderada de álcool pode ajudar e equilibrar o sistema imunológico.[34] É possível que os flavanóis no vinho tinto proporcionem propriedades anti-inflamatórias.[35]

Quando se trata de álcool e saúde, também é fundamental considerar qualquer condição subjacente ou risco genético para o Alzheimer, pois isso ainda pode agravar ou exacerbar os impactos negativos do álcool. Por exemplo, qualquer quantidade de álcool pode aumentar o risco de Alzheimer naqueles que carregam o gene ApoE4.[36] Um estudo descobriu que o consumo leve a moderado de álcool estava associado a melhorias na aprendizagem e na memória naqueles que não carregavam o gene ApoE4. Mas aqueles que carregavam o gene e consumiam álcool leve a moderado mostraram um declínio na aprendizagem e na memória.[37]

A conclusão é a seguinte: beber demais não é bom para o cérebro. Quando se trata de consumo moderado, há estudos conflitantes, mas eu nunca diria que alguém precisa *começar* a beber em prol da saúde do sistema imunológico ou do cérebro. Como está atualmente, o impacto do álcool no sistema imunológico é individual, com base em genética, condições subjacentes e fatores ambientais. A mensagem final é evitar o consumo excessivo e discutir o consumo moderado de álcool com o seu médico. Apenas não tenha essa conversa com ele enquanto bebe um copo de vinho, pois isso pode ser constrangedor.

E Quanto aos Suplementos?

Há muitas informações conflitantes sobre suplementos por algumas razões principais:

- A FDA (Federação de Alimento e Drogas dos EUA) não regula os suplementos de forma rigorosa, tornando desafiador saber o que o suplemento realmente contém e quanto do ingrediente prometido está presente.

- Suplementos podem ser classificados como produtos que podem ajudar a saúde, desde que não tenham sido comprovados como prejudiciais. (Isso é uma brecha que precisa ser corrigida.)
- Muitas vezes, os estudos sobre suplementos são financiados pelas empresas que os fabricam ou incluem apenas um pequeno número de pessoas.

Só porque um estudo foi feito não significa que foi um bom estudo. Sempre queremos procurar estudos que sejam controlados por placebo e duplo-cegos. *Controle por placebo e duplo-cegos* significa que nem os participantes, nem os pesquisadores que estão conduzindo diretamente o estudo sabem quem está recebendo o placebo versus o tratamento real enquanto estão coletando dados — então não há chance de que qualquer viés ou expectativa existente influencie os resultados. Infelizmente, muitos dos estudos com suplementos não atingem esse limiar de confiabilidade. O uso de qualquer suplemento deve ser discutido com um médico. Dito isso, há alguns suplementos a serem considerados para a saúde do seu cérebro — e alguns que você pode evitar.

Seu Documento Mais Importante: Exames de Nutrientes Cruciais

Ao decidir se deve ou não incluir um suplemento em sua rotina, consulte seus números primeiro! Se seus valores já estiverem dentro da normalidade, talvez você não se beneficie ao adicionar essas pílulas e cápsulas. Na sua próxima consulta médica, informe-se sobre um exame de sangue para checar os seguintes fatores cruciais:

- Ácido fólico
- Vitamina D
- Vitamina B-12

Vitamina D

Infelizmente, mais de 40% da população dos Estados Unidos tem deficiência de vitamina D. Estudos indicam que a suplementação com vitamina D pode reduzir o risco de desenvolver resfriados e gripes. Quando pessoas com baixos níveis de vitamina D receberam um suplemento, o risco de ter um resfriado ou gripe reduziu em cerca de 50%.[38] Por outro lado, o excesso de vitamina D pode ter efeitos negativos, como o acúmulo excessivo de cálcio. Um excesso tanto de vitamina D quanto de cálcio pode ser tóxico e levar a problemas renais e pedras de cálcio. Por isso, é crucial fazer um exame de sangue para determinar se um suplemento é necessário.

Cálcio

O cálcio tem múltiplos papéis importantes no cérebro e no corpo. Ele regula a produção de neurotransmissores e está envolvido na formação da memória. Além disso, direciona o fluxo sanguíneo para o cérebro, informando ao coração quanto sangue deve ser fornecido. O cérebro envelhece quando há cálcio demais ou de menos no cérebro e no corpo.[39]

A ingestão recomendada de cálcio é de 1.000 a 2.500 miligramas por dia. Pode ser desafiador obter cálcio suficiente por meio da alimentação, especialmente se você não consome ou não pode consumir produtos lácteos, e, por isso, a suplementação de cálcio pode ser necessária. E, claro, a vitamina D também é usada para ajudar na absorção de cálcio. Mas antes de decidir incluir um suplemento de cálcio na sua dieta, saiba que existe uma preocupação especial com as mulheres, mas não limitada a elas, relacionada com o excesso de suplementação de cálcio em condições como AVC ou lesões na substância branca.[40]

Um estudo acompanhou mulheres sem demência, com idades entre 70 e 92 anos, por cinco anos. Os cientistas testaram a memória e fizeram exames de imagem do cérebro delas e descobriram que, se elas tinham lesões na substância branca (que são sinais de dano vascular no cérebro) e usavam suplementos de cálcio, o risco de desenvolver demência aumentava. Se uma mulher com histórico de derrame cerebral tomar suplementos de cálcio, o risco de desenvolver demência aumenta sete vezes em relação a não tomar suplementos. Para uma mulher com lesões na substância branca do cérebro, o risco era três vezes maior se ela tomasse um suplemento de cálcio em comparação com quem não o fizesse. Mulheres sem histórico de derrame cerebral ou lesões na substância branca do cérebro *não* tiveram aumento no risco de demência ao tomar suplementos de cálcio.[41] Apenas lembre-se de que é importante consumir alimentos ricos em cálcio, estar ciente do seu histórico médico e conversar com ele antes de incluir um suplemento de cálcio na dieta.

Luz Solar: Uma Fonte Natural de Vitamina D

Você talvez saiba que a exposição ao sol lhe fornece uma dose de vitamina D de forma natural (especificamente, quando a sua pele tem contato com a luz do sol, ela produz vitamina D a partir do colesterol nas células da pele). Alguns pontos a considerar:

Primeiro, precisa estar ao ar livre para obter a vitamina D. Os raios solares necessários para produzir vitamina D são os raios UVB, e as janelas os filtram. A luz natural que passa pela janela durante o dia é benéfica por outros motivos (como ajudá-lo a dormir à noite, como vimos no Capítulo 10), mas não substitui o tempo ao ar livre para produzir vitamina D.

Em seguida, a localização e o horário importam, assim como o tom de pele. Estudos sugerem que a quantidade de luz solar necessária varia em diferentes latitudes devido à intensidade do sol.[42] Uma pesquisa feita entre março e setembro no Reino Unido descobriu que 9 minutos de exposição ao sol do meio-dia, três dias por semana, são suficientes para quem tem pele clara. Isso levando em consideração qualquer condição climática durante esses meses. Indivíduos com pele mais escura podem precisar de 30 a 40 minutos para produzir a mesma quantidade de vitamina D devido às diferenças na absorção em pigmentos mais escuros de pele.[43]

Excesso de exposição ao sol pode levar ao envelhecimento precoce e câncer de pele, então proteja seu rosto e outras partes expostas do corpo com protetor solar.

Óleo de Peixe

Sabemos que peixes gordurosos, como o salmão, são bons para o cérebro. Uma área ainda não totalmente clara é a dos suplementos de óleo de peixe e seus benefícios para a saúde cerebral. Um estudo de 2022 constatou que o consumo de suplementos de óleo de peixe ricos em PUFA (ácidos graxos poli-insaturados) ômega-3 foi associado a um menor risco de demência entre pessoas de 60 a 73 anos.[44] Como no caso de qualquer suplemento, consulte seu médico antes de incluir o óleo de peixe na rotina, mas há evidências de que ele pode ser benéfico na prevenção da demência.

Cúrcuma/Curcumina

A cúrcuma é o tempero que dá ao curry sua cor amarela vibrante. Há evidências de que seu composto ativo, a curcumina, possui propriedades anti-inflamatórias que podem beneficiar a saúde cerebral.[45] Um estudo duplo-cego controlado por placebo publicado na *American Journal of Geriatric Psychiatry* relatou que um suplemento de curcumina melhorou o desempenho da memória em pessoas sem demência — aqueles que tomaram curcumina melhoraram nos testes de memória em 28% ao longo de 18 meses.[46] Além disso, alguns participantes que tomaram curcumina apresentaram melhora no humor. Os cientistas realizaram tomografias e encontraram menos tau e amiloide naqueles que estavam tomando a curcumina. Esse foi um estudo pequeno com cerca de quarenta pessoas, e os resultados precisam ser confirmados em pesquisas mais amplas. Mas até o momento, há evidências suficientes para dizer que a cúrcuma/curcumina pode ser usada como anti-inflamatório, com algumas ressalvas importantes. É crucial ajustar a dose correta para o tipo de inflamação a ser tratada. Por exemplo, tratar uma inflamação no intestino é muito diferente de uma inflamação em articulação, e a dosagem precisa ser ajustada de acordo (um profissional de saúde poderá orientá-lo). Finalmente, estudos sugerem que tomar cúrcuma/curcumina com piperina, um extrato de pimenta, aumenta a absorção.

Qual é a dos Probióticos?

Suplementos probióticos são pílulas ou pós que contêm bactérias "boas" e conhecidas (as cepas de lactobacilos são particularmente comuns). À primeira vista, faz sentido que suplementar com bactérias boas ajude a criar um microbioma diverso, e um negócio de milhões de dólares foi construído com base nessa premissa. Mas a evidência científica de que tomar um suplemento probiótico traz algum benefício para uma pessoa saudável é praticamente nula.[47] Essa é uma área onde o marketing está à frente da ciência, assim como os pedômetros e os aplicativos de sono.

O microbioma de cada pessoa é único, e a verdade é que tomar um suplemento probiótico quando se tem um intestino saudável é como atirar água de um esguicho no oceano. As bactérias que já residem no seu intestino basicamente dizem para as recém-chegadas seguirem em frente até serem eventualmente excretadas. Além disso, como mencionado no início desta seção, como outros suplementos, os probióticos não são regulamentados pela FDA, e seus fabricantes podem dizer que seus produtos são benéficos desde que não tenham sido comprovados como prejudiciais.

Embora suplementos probióticos não pareçam beneficiar indivíduos saudáveis, há evidências de que *podem* beneficiar aqueles com condições de saúde específicas. Por exemplo, uma metanálise descobriu que suplementos probióticos proporcionaram benefícios para pessoas com ansiedade em 36% dos casos.[48] No entanto, o uso de *pre*bióticos (que abordamos anteriormente) proporcionou benefícios no tratamento da ansiedade em 86% das vezes.[49] Como outro exemplo, o consumo de probióticos tem sido associado à ajuda na perda de peso.[50] Se você está interessado em usar probióticos para uma condição de saúde, consulte seu médico.

Ao contrário dos suplementos probióticos, há evidências de que os probióticos *encontrados nos alimentos* podem ser benéficos.[51] Alimentos fermentados não pasteurizados, como iogurte, kimchi, chucrute, alguns vegetais em conserva e kefir contêm probióticos. Esses tipos de alimentos podem povoar o intestino com bactérias boas.

Nem Todo Iogurte é Igual

Quando você estiver comprando iogurte, opte por tipos sem adição de açúcar, que parece alimentar as bactérias prejudiciais. Iogurtes com frutas já adicionadas frequentemente são carregados com xarope açucarado. Em vez disso, adicione frutas como mirtilos, framboesas, morangos fatiados e pêssegos picados ao iogurte natural quando estiver pronto para comer.

Os Cinco Grandes — e Três Perguntas Simples

A dieta é algo individual e pode rapidamente se tornar confusa com a última moda ou tendência. Por mais complexa e pessoal que seja a questão de qual dieta é boa, no fim do dia, podemos resumir a alguns fundamentos: os "Cinco Grandes" alimentos para comer e três perguntas simples para mantê-lo no caminho certo.

Uma forma de simplificar é conferir se você tem esses cinco itens (ou a maioria deles) no seu carrinho de compras, seja ele físico ou virtual. Se estiver consumindo uma combinação da maioria desses cinco alimentos, provavelmente estará na direção certa:

- Peixes gordurosos, como o salmão
- Abacates
- Nozes
- Mirtilos
- Vegetais crucíferos (não se esqueça do brócolis)

Para um bônus inesperado, inclua alcaparras ou cebolas roxas. Alcaparras e cebolas roxas contêm quercetina, um antioxidante que demonstrou ter alguns efeitos protetores para o coração e, consequentemente, para o cérebro.[52] A quantidade de quercetina necessária ainda é uma área de pesquisa em desenvolvimento, mas alguns estudos sugerem que duas colheres de sopa de alcaparras podem dar um impulso extra ao cérebro.[53] Você pode experimentar colocar algumas alcaparras no seu salmão.

Além dos Cinco Grandes, estas três perguntas simples podem ajudá-lo a determinar se o que você está prestes a comer é bom para o cérebro:

1. **Vai estragar?** Em muitos casos, perecível é algo bom! Os aditivos e conservantes que impedem os alimentos de estragar prejudicam as bactérias intestinais e confundem as micróglias. Para proteger o cérebro, pense em frescor.
2. **Há uma lista enorme de ingredientes nesse alimento embalado?** E por falar nisso, consegue pronunciar os ingredientes no pacote? Ou parece mais uma fórmula química? Certo, são várias perguntas. Mas responder "sim" a qualquer uma delas não é bom. Precisamos ser cautelosos quanto à pronúncia, porque alguns alimentos muito bons para você, como kimchi, kefir ou chucrute, podem ser difíceis de pronunciar. E queremos sulforafano, que é um trava-línguas. Pense em termos de evitar longas listas de ingredientes em alimentos embalados.

   Algumas sugestões de ingredientes específicos para minimizar, especialmente se você estiver preocupado com inflamação intestinal, incluem etilenodiaminotetraacetato (EDTA),[54] maltodextrina (MDX) e carboximetilcelulose (CMC).[55] Faça um favor ao seu cérebro: coma alimentos minimamente processados sempre que possível. E evite qualquer coisa em que o açúcar esteja entre os primeiros ingredientes.

3. **Você vê um arco-íris no seu prato?** Coma o arco-íris! (Desculpe, isso não significa M&Ms. Eu sei. Estou triste também.) Uma mistura de frutas e vegetais de cores vivas oferece maior benefício ao cérebro.[56] Diferentes frutas e vegetais — prebióticos — alimentam diferentes tipos de bactérias boas, criando diversidade no intestino. As substâncias químicas que turbinam o cérebro e dão a essas frutas e vegetais sua cor vibrante têm um impacto sinérgico quando são consumidas juntas, em vez de isoladamente.[57]

Portanto, não pense em alimentar seu cérebro como a perda de um grupo alimentar. Pense nisso como ganhar peixes ricos em proteínas e frutas e vegetais deliciosos e coloridos. Comer para aumentar sua capacidade cerebral não deve ser monótono, e o seu prato também não deve ser.

CAPÍTULO 15
Cuide do Seu Ambiente

VOCÊ É EXPOSTO A CERCA DE 10 MIL A 100 MIL QUÍMICOS E COMpostos ambientais ao longo da vida, dependendo de onde vive, trabalha e se diverte.[1] Nem todos esses elementos são ruins, mas alguns podem estar envelhecendo e danificando seu precioso cérebro. Os poluentes ambientais são um fator de risco pouco relatado para diabetes, depressão e demência. Mas aqui vai a boa notícia: um sistema imunológico saudável e um fígado eficiente podem desintoxicar muitos desses químicos. Para colocar em perspectiva o quão crucial é ter um fígado saudável, mais da metade dos pacientes com distúrbios hepáticos apresentam comprometimento cerebral.[2] Um fígado saudável é como um sistema de limpeza avançado que impede químicos perigosos de entrarem em seu cérebro.

Qual é o Seu Exposoma?

O exposoma é um conceito da área de genética que descreve todos os fatores ambientais, incluindo as substâncias químicas e as toxinas, aos quais você se expõe no seu dia a dia (como através do ar, da água ou da alimentação).[3] O campo do exposoma ainda está em evolução, já que tentar decifrar a interação e o impacto de centenas de milhares dessas substâncias químicas é desafiador e avassalador. Ainda assim, o que *de fato* sabemos é que nossa saúde é afetada por uma combinação complexa de fatores genéticos e ambientais.

Sabemos também que a exposição na infância a toxinas específicas exerce um impacto profundo na saúde do cérebro. O chumbo e o mercúrio, por exemplo, podem se acumular no corpo e danificar o cérebro, levando a dificuldades de aprendizagem e problemas comportamentais.[4] A exposição na infância a esses químicos custou aos Estados Unidos *US$7,5 trilhões* em produtividade perdida e custos médicos de 2001 a 2016.[5] Embora as restrições ao uso de metais pesados tenham reduzido a exposição infantil ao chumbo e ao mercúrio, durante esse período, 1 milhão de casos de deficiência intelectual nos Estados Unidos foram atribuídos à exposição a algo como retardantes de chama e pesticidas.[6]

Queremos proteger o cérebro durante toda a vida e, para isso, precisamos estar cientes do potencial de exposição através do ar que respiramos, dos alimentos que comemos, da água que bebemos e de outros materiais em nosso ambiente.

O Ar que Respiramos

Você sabia que quando os níveis de certos poluentes do ar aumentam, o número de internações psiquiátricas também aumenta? Toxinas no ar podem resultar em sintomas psiquiátricos, incluindo ansiedade, e mudanças de humor, comportamento e cognição.[7] A poluição do ar pode também reduzir o bem-estar psicológico, que é essencialmente como se sente.[8] Resumindo, o que você está respirando afeta a idade do seu cérebro e a qualidade da sua vida diária.

A maioria das grandes cidades lida com trânsito pesado e a poluição que ele causa. Um estudo analisou 678 mil adultos que viviam em Vancouver e descobriu um risco maior de desenvolver demência, Parkinson, Alzheimer e esclerose múltipla quando viviam a menos de 50 metros de uma via principal ou a menos de 150 metros de uma rodovia. Os autores acreditam que o aumento do risco provavelmente se deve à exposição à poluição do ar.[9]

Um estudo diferente investigou mulheres mais velhas que vivem em locais com altos níveis de um tipo específico de poluente chamado PM 2.5. O PM 2.5 é trinta vezes menor que um fio de cabelo humano e é liberado por usinas de energia ou automóveis. Quando esse tipo de poluente estava acima dos níveis padrão, as mulheres tinham um risco 81% maior de desenvolver perda de memória ou declínio cognitivo global e um risco 92% maior de eventualmente desenvolver demência ou Alzheimer.[10]

Um estudo específico ressaltou a importância da qualidade do ar ao examinar a Cidade do México — uma das cidades mais poluídas do mundo. Um grupo de pesquisadores analisou se essa poluição do ar afetava o cérebro e encontrou estágios iniciais de Alzheimer e Parkinson nos troncos cerebrais dos residentes da Cidade do México com idades entre 11 meses e 27 anos. Esse dano cerebral é alarmante, especialmente considerando a pouca idade dos participantes. Os pesquisadores também encontraram altas concentrações de ferro tóxico, alumínio e nanopartículas ricas em titânio — os mesmos produtos químicos que saem do escapamento dos carros — no tronco cerebral e nas células nervosas do intestino dessas pessoas.[11] Sabemos que existe um caminho entre o intestino e o tronco cerebral, esses dados sugerem que os poluentes foram inalados e acabaram no intestino. Embora nem todas as substâncias possam atravessar a barreira hematoencefálica, esses poluentes podem penetrar no cérebro: uma vez no intestino, entraram na corrente sanguínea e o alcançaram.

As toxinas podem também entrar pelo nosso nariz e ter acesso direto ao cérebro. Uma vez que uma toxina entra no cérebro, as micróglias a consomem para manter o cérebro limpo.[12] Mas se as micróglias estiverem sobrecarregadas com muitas toxinas, elas ficam confusas e começam a atacar células cerebrais saudáveis e a gerar inflamação. Não é de se estranhar que os níveis de beta-amiloide (a substância que pode causar placas) no sangue sejam mais altos em pessoas que afetadas pela poluição do ar.[13]

Os poluentes que respiramos também entram na nossa corrente sanguínea e atrapalham a capacidade da insulina de gerenciar o açúcar no sangue. A poluição do ar, que aumenta a inflamação sistêmica, foi responsável por 3,2 milhões, ou 14%, de todos os novos casos de diabetes globais.[14] E, é claro, sabemos que o diabetes é também um fator de risco para demência.

Limpar nosso ar protegerá nosso cérebro. Um estudo recente relatou que a redução de partículas finas (PM2.5) e poluentes relacionados ao trânsito (NO2) levou a um menor risco de demência e a um declínio cognitivo mais lento em mulheres mais velhas.[15]

Um estudo na França relatou algo similar: para cada unidade de diminuição no PM2.5, o risco de demência diminuía em 15% e de Alzheimer em 17%.[16] Os governos precisam priorizar o ar limpo como uma parte crucial da saúde mental e física.

O Que Posso Fazer?

Podemos pensar que a poluição do ar é um fator de risco fora de nosso controle. Curiosamente, o estudo em Vancouver descobriu que as pessoas poderiam fazer algo para diminuir significativamente o risco. Passar 30 minutos por dia em um parque local cercado por grama e árvores atenuava o risco aumentado de desenvolver demência associado a viver perto de estradas e rodovias movimentadas. Os autores especulam que o ar fresco, filtros de ar naturais, como grama e árvores, luz solar, atividade física e possível interação social ajudaram a mitigar o risco.[17]

Existem sites que podem informar a qualidade do ar no seu bairro todos os dias. Em alguns casos em que a qualidade do ar é muito ruim, pode ser apropriado usar uma máscara que filtre os poluentes.

E não é apenas o ar externo. A poluição do ar interno é também uma preocupação: produtos domésticos e móveis podem liberar toxinas no ar. Existem medidores de qualidade do ar que podem ser colocados na sua casa. Se o ar for considerado impuro pelo medidor, tente usar um purificador de ar que contenha um sistema de filtro de várias camadas composto por um pré-filtro, um filtro de carbono, um filtro antibacteriano e um filtro HEPA. Os purificadores de ar podem remover efetivamente alguns poluentes e toxinas no ar da casa.[18] Em dias em que a qualidade do ar externo estiver boa (e o clima permitir), abra as janelas para arejar a casa.

Outro fator que impacta a qualidade do ar interno são os percevejos. Essas pragas comuns infestam travesseiros, lençóis, colchões e a desordem. Eles liberam compostos no ar que impactam negativamente a qualidade do ar e do sono (se você já os teve, sabe como as picadas coçam). Além de remover a desordem do quarto, aspirar frequentemente, usar uma capa de colchão e lavar a roupa de cama em água quente, há também outro truque frequentemente negligenciado: coloque seus travesseiros na secadora em alta temperatura por cerca de 20 minutos a cada poucos meses. O calor mata os percevejos e pode ajudar a reduzir os compostos tóxicos que eles liberam. Essas etapas trazem também o benefício adicional de eliminar o pó, que também pode afetar a respiração e, portanto, a saúde cerebral.

Por mais perturbador que possa ser saber que você não pode simplesmente se esconder da poluição, não se sinta sobrecarregado ou estressado. As ações simples que acabamos de abordar podem reduzir seu risco de exposição a toxinas.

Os Alimentos Que Comemos e a Água Que Bebemos

Certos produtos químicos em nosso ambiente podem alterar a saúde intestinal, levando a uma função imunológica fraca.[19] Esses produtos químicos estão por toda parte — inclusive na nossa comida. Então, precisamos revisitar e expandir nossa discussão sobre alguns dos alimentos que abordamos no capítulo anterior. Por exemplo, embora peixes gordurosos como o salmão possam reduzir o risco de diabetes, se o peixe estiver cheio de toxinas como mercúrio ou poluentes, ele *aumentará* o risco de desenvolvê-lo.[20]

Peixes Com Alto Teor de Mercúrio:

- Tubarão
- Peixe-relógio
- Peixe-espada

Peixes Com Baixo Teor de Mercúrio:

- Camarão
- Atum claro enlatado*
- Salmão
- Escamudo
- Bagre

* O atum albacora ("branco") tem mais mercúrio do que o atum claro enlatado.

Dito isso, muitas das ações simples que você pode tomar para diminuir o impacto dos poluentes e contrabalançar neurotoxinas e inflamações envolvem a alimentação. O primeiro alimento é o peixe — desde que esteja livre de mercúrio. Como discutimos no capítulo anterior, o peixe é rico em ômega-3, que combate inflamações e neutraliza neurotoxinas encontradas na poluição. (Que tipo de peixe não é eficaz? Peixe frito. O processo de fritura destrói o ômega-3. Eu também fiquei triste.)

Um estudo investigou a quantidade de ômega-3 no sangue de mulheres e a correlacionou com os lugares onde elas viviam. Se moravam em uma área muito poluída, mas tinham níveis mais altos de ômega-3, apresentavam menos atrofia cerebral do que mulheres que viviam nas mesmas áreas, mas que não tinham níveis mais altos de ômega-3.[21] Já discutimos que a atrofia cerebral está relacionada à perda de memória e à disfunção. Bem, mulheres com níveis mais altos de ômega-3 tinham um hipocampo maior, a parte do cérebro envolvida na memória.[22] Para obter esses benefícios, você deve consumir mais de uma ou duas porções de peixe ou frutos do mar assados ou grelhados por semana, isso poderia contrabalançar os efeitos da poluição do ar.

Além do peixe, outro alimento mostrou reduzir o impacto da poluição. Um estudo observou quase 300 adultos que moravam em Jiangsu, uma das regiões mais poluídas da China. Metade dos participantes bebeu meio copo de uma bebida de broto de brócolis todos os dias, a outra metade não. Amostras de urina e sangue foram coletadas durante o estudo para medir os poluentes inalados. Aqueles que tomaram a bebida mostraram uma eliminação rápida, sustentada e maior de benzeno e acroleína, dois compostos tóxicos que são subprodutos comuns da poluição e que aumentam o risco de câncer. Os dados mostraram que quem bebeu o brócolis aumentou a excreção e remoção do benzeno venenoso do corpo em 61% e da acroleína em 23%.[23] Em resumo, os brotos de brócolis os purificaram.

Os brotos de brócolis são alimentos maravilhosos carregados de sulforafano, que discutimos no capítulo anterior. Estudos sugerem que o sulforafano ativa uma molécula nas células chamada NRF2, que as ajuda a remover toxinas ambientais. Embora o sulforafano seja também encontrado em vegetais crucíferos como brócolis, bok choy e repolho, e embora tanto o brócolis quanto seus brotos estejam cheios de compostos que melhoram a saúde, há evidências de que os brotos possuem de cinquenta a cem vezes mais sulforafano do que qualquer outra opção.[24]

A pureza da água é também um fator importante para a saúde cerebral.[25] Muitos dos mesmos contaminantes recém-discutidos na alimentação ainda afetam a pureza da água. As toxinas e os pesticidas encontrados em água não tratada podem ter efeitos neurotóxicos e aumentar a inflamação.[26] O acesso à água limpa pode desempenhar um papel crucial na saúde geral e cerebral.[27]

Alimentos Orgânicos versus Não Orgânicos

Comer frutas e vegetais é uma boa escolha, mas é importante saber que a agricultura industrial em larga escala depende fortemente de pesticidas e fertilizantes para maximizar a produção. Esses pesticidas e produtos químicos podem permanecer nos alimentos que consome. Lavar suas frutas e legumes remove a sujeira e os pesticidas da superfície, mas ainda resta a questão do que permanece no alimento e como isso afeta tanto seu valor nutricional quanto você.

Optar por produtos orgânicos pode reduzir a exposição aos produtos químicos tóxicos encontrados em pesticidas e fertilizantes.[28] No entanto, alimentos orgânicos costumam ser mais caros. Para economizar, considere a "regra da casca": escolha orgânicos quando as frutas e legumes não tiverem uma casca grossa e não comestível. Portanto, sim para maçãs e morangos orgânicos e para bananas e laranjas não orgânicas.

Os alimentos orgânicos também podem ter mais bactérias benéficas crescendo sobre e dentro deles: uma maçã tem cerca de 100 milhões de bactérias. As maçãs orgânicas abrigam uma comunidade bacteriana mais diversificada e equilibrada, incluindo lactobacilos abundantes, uma das cepas probióticas mais conhecidas.[29]

Talvez você já tenha encontrado alguém que diz conseguir distinguir o sabor entre orgânicos e não orgânicos. Pode até ter pensado que essa pessoa era um tanto esnobe, mas ela pode estar certa. Maçãs orgânicas tinham significativamente mais da bactéria chamada metilobactéria. Essa bactéria dá aos alimentos um sabor agradável de morango.[30] Quase consigo ouvir Homer Simpson dizendo: "Mmmm. Metilobactéria. Deliciosa." Portanto, uma maçã por dia mantém o médico longe, especialmente se ela contém bactérias boas. Essa é uma frase que você não costuma ouvir, mas é uma boa para lembrar!

E, a propósito, comer outras frutas e vegetais crus (quando apropriado — batatas ou alcachofras cruas não são saborosas nem facilmente digeríveis) pode ser tão bom para você quanto a maçã.

EDCs Notórios (e Outros Materiais no Nosso Ambiente)

Já abordamos nossa exposição no ar e nos alimentos, mas há mais coisas que deve saber. Se tudo isso estiver fazendo você sentir que precisa se trancar em uma bolha de plástico para permanecer seguro, tenho más notícias: esse plástico também pode não ser confiável. Por quê? Por causa dos produtos químicos que interferem no sistema endócrino (conhecidos como EDCs). Essas substâncias, encontradas em produtos industriais, plastificantes e pesticidas, podem interferir nos nossos hormônios.[31] Elas podem causar sérios danos, dependendo da duração, da idade no momento de exposição e da extensão da exposição.

Um EDC notório é o bisfenol A (BPA), um produto químico usado em embalagens plásticas que pode ser transferido para os alimentos. Realmente não sabemos o quanto dele está ao nosso redor, um estudo descobriu que as medidas usadas pela FDA nos Estados Unidos subestimam nossos níveis de exposição em até *44 vezes*.[32]

No entanto, é fácil identificar se um recipiente plástico contém BPA: basta virá-lo. Localize o símbolo de reciclagem triangular, três setas em torno de um número entre 1 e 7. Itens com os números 3, 6 e, especialmente, 7 têm mais probabilidade de conter BPA. Itens com 1, 2, 4 ou 5 geralmente não contêm BPA.[33] Tente não usar plástico que contenha BPA e, independentemente do número que você encontrar no fundo, cuidado com a lixiviação. Isso ocorre quando alimentos enlatados ou de plástico são armazenados em altas temperaturas, como as de um carro sem ar-condicionado em um dia quente. O calor pode fazer com que os produtos químicos do plástico passem para o alimento e, em seguida, para o corpo. É por isso que você deve evitar aquecer alimentos em *qualquer* recipiente de plástico.

Os parabenos são outro EDC. Esses produtos químicos são usados como conservantes e são encontrados em muitos alimentos comerciais e produtos cosméticos. Procure metilparabeno, propilparabeno e butilparabeno na lista de ingredientes na parte de trás do frasco ou recipiente. Esses são três dos parabenos mais comuns a serem evitados.[34] Outra preocupação se relaciona não apenas com a quantidade de parabenos em um produto, mas com o efeito cumulativo de múltiplos produtos que contêm essas substâncias químicas.[35]

Produtos de Limpeza e Domésticos

Um estudo interessante fez com que faxineiros usassem mochilas que mediam a exposição a produtos de limpeza comuns em comparação com produtos ecológicos. A troca para produtos ecológicos resultou em uma redução significativa de dezessete substâncias químicas causadoras de câncer e desreguladoras de hormônios, incluindo benzeno e clorofórmio — houve uma diminuição de 86% na exposição ao clorofórmio com produtos ecológicos.[36]

Há evidências emergentes de que certos produtos de limpeza doméstica, detergentes e produtos de higiene pessoal contendo ftalatos e substâncias polifluoralquiladas (PFASs) podem desequilibrar a flora intestinal das crianças.[37] Isso também levanta preocupações sobre como esses produtos afetam o cérebro e a saúde geral ao longo da vida. Tente escolher produtos “ecológicos” ou “verdes”, o que, infelizmente, pode ser mais difícil do que parece. Não é fácil identificar quais produtos domésticos são realmente seguros para você e para o meio ambiente, porque mesmo os rotulados como verdes não precisam seguir regras padronizadas estritas. Nos EUA, uma coisa que é possível fazer é procurar pelo selo *Safer Choice*. Para alguns trabalhos de limpeza em casa, experimente uma combinação segura de água, vinagre e detergente para louça em vez de usar produtos de limpeza. Outras maneiras de reduzir a exposição e proteger-se de produtos de limpeza incluem abrir as janelas e as portas para aumentar a circulação de ar enquanto você limpa e usar luvas e óculos de proteção.[38]

Você Pode Eliminar Toxinas Suando?

Uma indústria em crescimento promete eliminar toxinas por meio de exercícios, *hot yoga* e saunas, mas um estudo descobriu que a quantidade de poluentes excretados no suor é pequena.[39] Para colocar isso em perspectiva, mesmo com 45 minutos de exercício de alta intensidade, você suaria apenas 0,02% do que comeu e bebeu naquele dia. Embora o exercício seja excelente por várias razões, e as saunas possam ter outros benefícios, como reduzir a pressão arterial e o risco de derrame, não conte com eles para se desintoxicar. Suar é ineficaz para a remoção de poluentes do corpo.[40]

A mensagem principal é que, embora haja aspectos de nosso ambiente que não possamos controlar, existem medidas práticas que se pode tomar para alavancar o que *puder* controlar para proteger o cérebro. O objetivo deste capítulo não foi causar pânico ou sobrecarregá-lo com uma longa lista de tarefas. Em vez disso, lembre-se de algumas coisas — elas farão toda a diferença:

1. Esteja ciente da qualidade do ar no seu ambiente. Use um purificador de ar quando necessário e reserve um tempo semanal em áreas com pouco trânsito e poluição, como um parque.
2. Para frutas e legumes que não têm uma casca grossa, opte por orgânicos.
3. Escolha produtos de limpeza para a casa e higiene pessoal que não estejam cheios de produtos químicos. Atualmente, existem várias opções para esses produtos. Lembre-se, ar limpo e comida limpa podem levar a um cérebro limpo.

CAPÍTULO 16

Diversifique o Treino do Seu Cérebro

O CÉREBRO PODE ARMAZENAR CERCA DE 2,5 PETABYTES DE dados — o que equivale à quantidade de dados necessária para armazenar 300 milhões de horas de programação da televisão. É como assistir TV 24 horas por dia durante 34 mil anos. Isso é que é maratonar séries! Imagine até onde você pode ir para proteger seu cérebro contra o envelhecimento ao preencher esses petabytes com novas informações — seja maratonando documentários, ouvindo podcasts, aprendendo uma nova habilidade... ou lendo um livro como este. De fato, há muito que você pode fazer para aproveitar ao máximo seu cérebro.

Espero que tenha aprendido novas informações com esse livro. Essa simples ação já está protegendo seu cérebro: aprender novas informações desempenha um papel significativo na eliminação de lixo cerebral por meio de uma faxina intensiva que utiliza um dos limpadores cerebrais mais eficazes do seu corpo: a norepinefrina.[1]

A norepinefrina é um hormônio e neurotransmissor que regula a frequência cardíaca, a atenção, a memória e a cognição.[2] Quando você aprende algo novo, seu cérebro libera norepinefrina de uma estrutura cerebral chamada locus coeruleus.[3] A norepinefrina decompõe os resíduos e o lixo no cérebro para que possam ser excretados durante o sono. Isso mantém o cérebro jovem, saudável e capaz de fazer novas conexões.

Manter um cérebro saudável e uma memória boa não se resume apenas a Sudoku, palavras cruzadas e jogos cerebrais. Eles podem ser divertidos e ter benefícios cerebrais, mas não são as únicas coisas que podemos e devemos fazer para exercitar o cérebro. O que realmente cria novas e significativas conexões (sinapses) em nosso cérebro é aprender novas habilidades e adquirir informações, quanto mais conexões fizer, mais provável será que você retenha e até melhore a memória. Seu cérebro precisa — ele *anseia* — de mais estímulos.

Estudo após estudo mostram que aprender coisas novas reduz significativamente o risco de perda de memória e desacelera o envelhecimento cerebral. Por exemplo, um estudo descobriu que mais anos de educação estavam associados a lobos frontais mais ativos quando os adultos faziam testes de memória.[4] A atividade no lobo frontal está associada a uma memória melhor. Mas uma educação mais elevada não é a única forma de manter a memória, o que fazemos no dia a dia faz diferença. Outro estudo relatou que mesmo indivíduos com níveis mais baixos de educação, mas que frequentavam palestras, liam, escreviam e, sim, jogavam jogos de palavras ou quebra-cabeças, tinham pontuações de memória comparáveis àquelas com mais educação.[5]

Aprender um novo idioma ou um instrumento musical faz bem para o seu cérebro. Um estudo descobriu que ser bilíngue ou músico em qualquer idade torna o cérebro mais eficiente em tarefas de memória do dia a dia.[6] Mas para conseguir um bom jato de norepinefrina, certifique-se de que a nova informação seja desafiadora. Abrace aquela sensação de frustração ao aprender algo novo e fora do seu campo de expertise.

Quando pensar em aprender algo novo, aborde isso da mesma forma que abordaria o treinamento físico. Por exemplo, você não iria à academia e exercitaria apenas os antebraços. (Algum dia, ficaria parecido com o Popeye.) O objetivo seria exercitar músculos diferentes em dias diferentes e trabalhar na sua aptidão aeróbica e no fortalecimento muscular.

O mesmo vale para o cérebro. Aprender um idioma trabalha partes diferentes do cérebro do que os esportes ou a música. Você pode fazer um treinamento cruzado do cérebro misturando atividades mentais e físicas: ao longo de uma semana, por exemplo, jogue tênis, golfe, pickleball ou futebol; aprenda uma nova música para cantar ou tocar; e tente aprender um novo idioma ou ler um livro sobre um assunto com o qual não esteja familiarizado.

Aprender algo novo é uma das melhores coisas que você pode fazer para o seu cérebro; isso também ajuda a melhorar o foco, a produtividade e até o pensamento criativo.[7] O restante deste capítulo é dedicado a dicas inovadoras para tirar o máximo proveito do seu cérebro e das coisas novas que está aprendendo — etapas práticas para aumentar seu foco, lembrar mais e maximizar sua criatividade, tudo baseado na ciência cerebral.

Melhore o Foco

Você já teve a experiência de abrir um livro e começar a ler e, quando levanta os olhos, vê que já se passaram duas horas? Estava em um estado de fluxo, a expressão usada para descrever esses momentos em que estamos tão focados que perdemos completamente a noção do tempo. Estados profundos de concentração são essenciais para aumentar a produtividade e reter mais do que aprendemos. Mas como chegar lá?

Um estudo de 2017 acompanhou um grupo de pessoas fazendo um teste. Metade dos participantes foi instruída a colocar o celular em cima da mesa enquanto faziam o teste. Os celulares estavam desligados. A outra metade foi orientada a deixar o celular desligado em outra sala. Aqueles com o celular em uma sala diferente tiveram um desempenho médio 20% superior ao do outro grupo. Sim, nosso celular pode nos distrair *nesse nível*.[8] A simples visão do celular pode já ser suficiente para fazer o cérebro se perguntar o que está perdendo. Você recebeu uma nova mensagem, postagem ou e-mail? Esse tipo de microdistração pode ter um impacto significativo no desempenho cerebral. Ler este parágrafo fez você querer checar o celular?

O cérebro está programado para prestar atenção a novas informações porque, durante milênios, isso foi essencial para a sobrevivência. Agora, milhares de anos depois, toda vez que o celular ou o computador faz um som com uma nova mensagem ou e-mail, o cérebro libera dopamina. Adoramos essa sensação, mas ela pode levar ao esgotamento mental. Esses dispositivos são incríveis, maravilhosos e poderosos, mas podem ser uma distração. E a distração é o inimigo da produtividade, porque nosso cérebro ama informações novas. Essas informações podem ser importantes e significativas ou podem ser uma perda de tempo. Nosso celular emite sons, vibra e fornece informações inesperadas... como uma máquina caça-níqueis, mantendo-nos viciados na próxima dose de dopamina. Os caça-níqueis nos roubam dinheiro, e nossos dispositivos podem nos roubar o foco e o tempo precioso. E assim como quando estamos sentados na frente de uma máquina dessas, pode ser difícil perceber as horas passadas enquanto as rodas giram e realizamos pouco.

A boa notícia é que você não precisa ser controlado pelos seus dispositivos. Pode-se recuperar o foco usando seu conhecimento de como o cérebro funciona, e fazer isso é surpreendentemente simples: afaste-se do celular, do computador ou do tablet. Se quiser alcançar os níveis mais profundos de foco, deixe seu celular (ou computador, ou tablet) fora do campo de visão, para que fique fora da mente. E se o seu trabalho precisar ser feito no computador, tente desativar sua conexão com a internet ou mantenha apenas uma janela de trabalho aberta. Para escrever este livro, tive que praticar essas mesmas técnicas. Coloquei meu celular em outra sala e desconectei o Wi-Fi enquanto escrevia no computador. Então, eu marcava um tempo no cronômetro, como descrevo na próxima seção. Lembre-se, cientistas do cérebro projetaram celulares, sites e aplicativos para sequestrar o sistema de recompensa da dopamina para que nunca largássemos nossos dispositivos, mas podemos ser mais espertos do que esses cientistas ardilosos.[9]

Ginástica Mental para Exercitar o Córtex Pré-Frontal

Agora que você eliminou uma grande distração, é hora de levar seu cérebro à academia e exercitar o músculo do foco: o seu córtex pré-frontal. Pode-se fazer isso por meio da atenção plena, como mencionamos no Capítulo 11. Mas existe também uma técnica de foco e gerenciamento de tempo desenvolvida no final dos anos 1980 chamada método Pomodoro, que é uma forma de trabalhar o córtex pré-frontal. Primeiro, elimine todas as distrações: silencie o celular e coloque-o fora do campo de visão. Desative os alertas no computador. Nada de sites abertos em segundo plano. Nada de checar e-mails, a pontuação de algum jogo ou as redes sociais. Ajuste um cronômetro (não no celular!) para 20 minutos e foque apenas uma tarefa importante. Se sua mente divagar, traga-a de volta à tarefa. Comprometa-se com 20 minutos de trabalho sem distrações.

Se você conseguir, fique feliz consigo mesmo e considere isso como uma repetição. Faça uma pausa de 5 minutos e repita. Se estiver tendo problemas para atingir os 20 minutos sem distrações, tente apenas 10 minutos, e a cada dia que tiver sucesso, tente aumentar o tempo até atingir os 20 minutos de foco puro. Você definitivamente pode ultrapassar os 20 minutos se estiver muito concentrado, mas 20 minutos é o mínimo. Pense nisso como se estivesse na academia: aumente o tempo e o número de repetições — períodos de foco direcionado — e fortaleça seu córtex pré-frontal. Não existe uma fórmula mágica para o número de repetições que você precisa fazer, isso depende da quantidade de trabalho que precisa concluir naquele dia. Você pode determinar quantas repetições precisará fazer diariamente.

Mas não se esqueça da pausa de 5 minutos. Um estudo de 2011 examinou os benefícios da distração. Os participantes do estudo foram divididos em dois grupos. Um grupo se concentrou em uma tarefa por 50 minutos sem intervalos; o outro grupo fez duas pausas, uma a cada 20 minutos. O grupo que fez as duas pausas dentro dos 50 minutos se lembrou melhor da tarefa.[10] Parece que o cérebro precisa de um pouco de distração para reativar o foco; pode ser algo tão simples quanto se levantar e caminhar pela sala ou fazer um rápido alongamento.

Lembrando Mais

Agora que aprimoramos nosso foco para absorver informações, como lembramos melhor delas? Como mencionei anteriormente, a prática leva à (quase) perfeição — muito disso tem a ver com repetição. Mas podemos fazer mais para ajudar as novas conexões cerebrais a se fixarem.

Fale em Voz Alta

Já abordamos isso no Capítulo 5, mas quando você quer se lembrar de algo, diga isso em voz alta. Da próxima vez que estacionar o carro e quiser lembrar onde ele está, pare por um momento e fale algo em voz alta e identifique a localização.

Lembre-se como Billy Joel: Faça uma Associação

Daniel Tammet é um talento estudado por cientistas do cérebro no mundo todo. Ele memorizou e recitou 22.514 casas decimais do número pi e aprendeu 10 idiomas em uma semana.[11] Como um talento, Daniel tem uma memória incrível, mas luta com outros aspectos da memória básica. Ele também tem sinestesia, uma condição neurológica na qual uma informação que estimula um de seus sentidos acaba estimulando vários outros. Quando uma pessoa com sinestesia pensa em um número ou uma letra, por exemplo, seu cérebro automaticamente lhe dá uma cor, um som ou um sabor específico. Letras ou números podem incorporar personalidades e gêneros distintos.[12] Essa condição está ligada ao aumento da criatividade e é encontrada em artistas e músicos.

Por exemplo, quando Billy Joel ouve música, ele vê luzes coloridas associadas a cada nota. Em geral, indivíduos com uma memória incrível têm sinestesia ou usam técnicas que imitam a condição. Por quê? Porque eles estão associando o que aprendem com sentidos, sentimentos e emoções. Lembre-se, cada um dos cinco sentidos é armazenado em regiões distintas do cérebro, então usar todos eles torna provável a memória se fixar.

Se eu lhe pedir para lembrar da casa de um familiar, isso pode lhe trazer à mente um cheiro específico, como o de uma refeição sendo preparada na cozinha. Por exemplo, a memória da casa dos meus avós sempre me faz lembrar de um tipo específico de sabonete. Só de sentir o cheiro desse sabonete, uma enxurrada de memórias retorna à minha mente. Acesse a sua poderosa memória sensorial e associe o que está tentando lembrar com um sentido ou sentimento.

Por exemplo, se alguém lhe diz como se chama, associe esse nome a alguém famoso ou a um lugar com o qual você tem uma conexão emocional. Digamos que alguém se apresente como Henrique. Imagine o rei Henrique e visualize a pessoa que acabou de conhecer com uma coroa na cabeça. Vá um passo além e coloque Henrique em um pub inglês. Imagine como é o cheiro do pub. Está frio ou quente lá dentro? Essas técnicas podem parecer bobas, mas quanto mais você associar as novas informações com o conhecimento prévio e criar uma história que envolva seus sentidos, mais provável será se lembrar delas. Essas mesmas técnicas de associação e acesso à memória sensorial são usadas por campeões de memória para lembrar quantidades impressionantes de informações.

Torne Isso Emocional

Já aconteceu de você não conseguir se lembrar de algo importante que precisa fazer em determinado dia, mas conseguir se lembrar com facilidade de um momento constrangedor de um encontro ruim anos atrás, até mesmo das palavras exatas que disse? Estou fazendo você se sentir desconfortável? Desculpe. Tendemos a lembrar de coisas ligadas a emoções. Nosso cérebro evoluiu desta forma para nossa sobrevivência.

Uma das principais funções do seu cérebro é evitar que você sinta dor. Para fazer isso, precisa se lembrar das coisas que lhe trazem alegria ou que causam sofrimento. No diagrama abaixo, localize a amígdala, a parte emocional do seu cérebro. Observe que ela fica bem ao lado do hipocampo.

Lembra-se do seu hipocampo? As informações chegam lá primeiro, e o cérebro decide se elas são importantes o suficiente para serem lembradas.

Se forem, a memória é enviada para diferentes partes do cérebro, dependendo do tipo de memória. Senhas, por exemplo, são armazenadas na parte mais externa do cérebro. Esse é um longo caminho para a informação percorrer. (Então, se fica chateado por estar sempre esquecendo uma senha, não se sinta mal. O cérebro não foi projetado para lembrar palavras, letras e números aleatórios.) Mas se for uma memória emocional — algo que faz você sentir — ela vai direto para a amígdala depois de deixar o hipocampo. Quanto menor a distância que a informação tiver que percorrer, menor será a probabilidade de ela se perder pelo caminho. É importante também notar que o hipocampo está envolvido na recuperação de memórias e ajuda a coordenar a busca por informações. Se você associar a informação que está tentando aprender com algo emocional, isso o ajudará a armazenar e recuperar a informação.

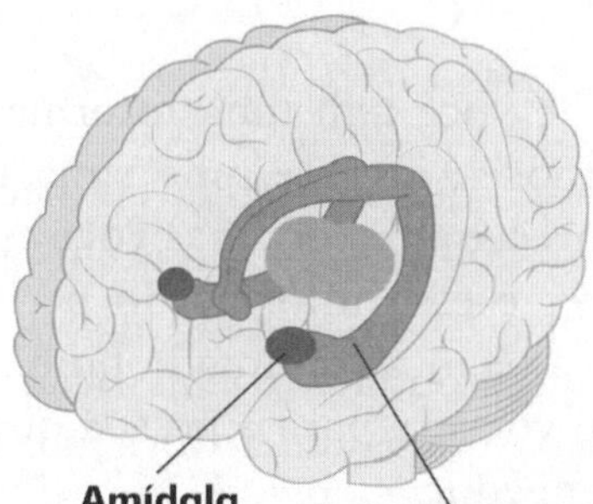

Se quiser lembrar uma senha, torne-a emocional. Use uma palavra ou frase que signifique algo para você. Algo bobo. Algo assustador. Algo sentimental.

A conexão emocional também é (em parte) a razão pela qual a música é tão poderosa para a memória. (Por exemplo, nunca esqueceremos que "quero ver pipoca pular" faz uma combinação perfeita com uma determinada marca de refrigerante.) Canções e jingles têm um grande poder de fixação na memória porque a música fica armazenada em todo o cérebro.[13] A música tem emoção, que é armazenada na amígdala. A música também tem ritmo, que é armazenado na parte motora do cérebro (falaremos mais disso em breve). E a música — obviamente — tem som, que é armazenado na parte auditiva do cérebro. Uma vez mais, quantos mais lugares uma memória for fragmentada e armazenada, mais provável será que você consiga recuperá-la e se lembrar dela (e talvez se eu repetir isso o suficiente, você também armazenará essa informação em vários lugares). Se estiver tentando se lembrar de algo, torne-o musical e dê-lhe uma melodia.

Tire Essa Música da Minha Cabeça

Falamos muito sobre lembrar, mas e algo que você quer esquecer? Já teve uma música que não saía da sua cabeça? Essas são chamadas de memórias musicais involuntárias ou *earworms*. Quando você tem uma, talvez fique feliz quando se trata de uma música que ama, ou talvez já tenha ouvido *Só as cachorras (o baile todo)* o suficiente para um dia. Um estudo descobriu um truque para tirar essa música da sua cabeça: mascar chiclete.[14] A ação interfere nessa memória involuntária. Eis algo para pensar.

Aqui vai outra dica: Se você tem uma informação ou fato que realmente quer fixar na memória, invente uma rima bobinha que inclua a informação. Sim, pode parecer absurdo, mas você está envolvendo a parte emocional do seu cérebro, e essa informação permanecerá. Outra dica importante é que, se usar a técnica da rima bobinha para lembrar o nome de alguém, não o diga em voz alta para a pessoa que acabou de conhecer. Pode ser bastante constrangedor.

Acesse a Memória Motora e Visual (ou, Por que Você Nunca Esquece Como Andar de Bicicleta)

A memória motora é a memória do movimento.[15] Uma forma deste tipo de memória, a não declarativa, é excepcionalmente forte, e é por isso que nunca esquecemos como andar de bicicleta. É também por isso que, na maioria dos casos, pessoas com amnésia não esquecem como abotoar a camisa ou amarrar os cadarços; a memória motora não costuma ser afetada em casos de amnésia e em algumas formas de demência.[16] Existem vários exemplos de músicos que desenvolveram amnésia, incluindo Clive Wearing, um famoso pianista. Clive ainda lembrava como tocar todas as músicas que sabia antes de desenvolver amnésia, mas não conseguia dizer os títulos de nenhuma das músicas nem onde as aprendeu.[17] Isso ocorre porque tocar piano envolve memória motora, que usa áreas diferentes do cérebro daquelas envolvidas em lembrar informações como fatos ou títulos de músicas.

Além disso, se as pessoas tentam memorizar uma lista de palavras, elas lembram mais se desenharem uma imagem relacionada a cada uma.[18] Esses pequenos rabiscos empregam vários fatores críticos que nos ajudam a lembrar:

- Desenhar é uma habilidade *motora*.
- Leva *tempo* para desenhar, o que ajuda o hipocampo a perceber que a informação é importante.
- Fazer um desenho nos ajuda a *visualizar* enquanto imaginamos como o item que estamos desenhando se parece.
- Quando desenhamos, frequentemente associamos uma *emoção* ao desenho.

Mnemônicos

Um mnemônico é uma técnica de memória que ajuda o cérebro a lembrar informações. Aqui estão alguns que você pode já ter visto:

Minha Vó Traga Meu Jantar: Sopa, Uva, Nozes — a ordem dos planetas do sistema solar; Mercúrio, Vênus, Terra, Marte, Júpiter, Saturno, Urano e Netuno.

ABC da Reanimação — para lembrar as etapas na reanimação cardiopulmonar; A de *Airway* (vias aéreas), B de *Breathing* (respiração) e C de *Circulation* (circulação).

Para melhorar a memória, criei um mnemônico baseado em todas as técnicas de memória que acabamos de abordar. Lembre-se deles com VIDAS:

Visualize.
Ilustre.
Diga em voz alta.
Associe.
Sinta.

Estudos com adultos jovens e velhos relataram uma melhora na memória quando os participantes fizeram um pequeno desenho das palavras que estavam tentando lembrar porque eles estavam acessando a memória motora.[19]

Basta um momento para visualizar qualquer informação que está aprendendo, e essa é uma técnica poderosa. Feche os olhos e construa uma imagem mental. A parte visual do cérebro é excepcionalmente forte. Para revisitar algumas pessoas notáveis que conhecemos no início deste livro, pesquisadores descobriram que os *SuperAgers* ativam fortemente a parte visual do cérebro ao se lembrar e recuperar informações. Acredita-se que este seja um dos seus segredos de memória.[20]

Muitas vezes, as pessoas dizem: "Mas eu só quero memorizar a informação. Preciso mesmo fazer todos esses truques?" Isso é muito parecido com dizer: "Quero ficar parecido com Arnold Schwarzenegger em seu auge, mas não quero ir à academia." Tudo bem, não precisamos trabalhar tão duro. Mas, para algumas informações, você precisa fazer um pequeno esforço para que seu hipocampo saiba que a informação precisa ser retida. Divirta-se com esses jogos e tente não rir enquanto imagina a pessoa que acabou de conhecer montando um elefante pela Strip de Las Vegas.

Maximize o Pensamento Criativo e Inovador

Eu encontrei um vídeo online de dois dos meus músicos favoritos falando sobre como nasce uma grande canção. Billy Joel perguntou a Don Henley: "Quando a canção vem até você? É quando está sentado ao piano ou com a guitarra, trabalhando por horas em uma sequência de notas ou uma melodia?" Henley respondeu que suas melhores músicas raramente surgem assim. Em vez disso, o estalo de inspiração às vezes vem quando ele está lavando louça. Joel concordou que seus "momentos eureca" quase sempre surgem quando está lavando louça ou realizando atividades repetitivas que não exigem pensamento. Henley acrescentou que às vezes lava louça na esperança de que uma grande ideia para uma música apareça. No mínimo, disse ele, sua esposa fica feliz por ele lavar a louça.

Ao assistir a essa conversa, lembrei-me de uma série de estudos de como o cérebro inova. Um desses estudos, conduzido pela neurocientista e psicóloga Nancy Andreasen, apresentou pesquisas fascinantes sobre 13 indivíduos inovadores e transformadores em diversas disciplinas e campos. Estamos falando de vencedores do Nobel, do Oscar e do Pulitzer — o cineasta George Lucas, a escritora Jane Smiley, o matemático William Thurston e seis laureados com o Nobel nas ciências. Ela queria descobrir se todos esses indivíduos tinham o mesmo processo para chegar a uma grande ideia.

Andreasen e sua equipe acompanharam os participantes, escanearam o cérebro deles e conduziram entrevistas extensas. Em alguns casos, eles até mesmo se mudaram para a casa dos participantes para acompanhar cada movimento deles. Andreasen e sua equipe tinham a hipótese de que o processo de pensamento inovador seria diferente com base na ocupação do participante; por exemplo, alguém em matemática teria um processo diferente de um escritor ou artista. Surpreendentemente, após estudar todos esses indivíduos, *na essência, não importava qual era o campo deles* — todos seguiram uma fórmula muito semelhante e deliberada que os levou ao seu momento de grande descoberta.[21]

A Fórmula Secreta e o Poder do Descanso

Curiosamente, a entrevista entre Henley e Joel lançou luz sobre um problema subjacente que é único à nossa época: mesmo enquanto eu tentava me concentrar na discussão que estava assistindo, o YouTube exibia outros vídeos que poderiam me interessar. Ao mesmo tempo, meu celular não parava de vibrar e emitir sons com textos, e-mails e notificações. E eu continuava sendo lembrado das outras tarefas me esperando na minha lista de afazeres.

Bem, se eu lhe pedisse para imaginar um funcionário altamente produtivo, você imaginaria alguém que aparece antes de todo mundo e só vai embora quando a equipe de limpeza chega? Alguém que, durante essas horas, fala ao telefone e digita no computador (com múltiplos aplicativos e sites abertos ao mesmo tempo), enquanto faz um brainstorm com um colega no escritório? Esse indivíduo multitarefa e que trabalha horas extras costuma ser a imagem que a maioria de nós tem quando pensa em alguém produtivo. Eles não estão esperando pela inspiração ou pelo momento eureca; estão ativamente forçando o cérebro ao máximo, em busca de um avanço. Isso parece fazer sentido, e se as ideias fossem como a pesca, peixes grandes viriam para aqueles que passam o dia todo na água, lançando várias iscas e cuidando incansavelmente de cada vara, certo?

Note a palavra *parece*. A verdade é que ideias inovadoras vêm quando você não está forçando seu cérebro ao máximo o dia inteiro.

Hoje em dia, estamos todos imersos em um fluxo interminável de informações. Não apenas um ciclo de notícias de 24 horas e a disponibilidade de televisão e mídia em streaming a qualquer momento, mas textos, e-mails, posts, tuítes, pings e alertas constantes.

Em vez de nos ajudar a fazer mais, esse carrossel de informações gira ao nosso redor enquanto procuramos equilibrar as tarefas do trabalho. Um dia de trabalho moderno típico parece um jogo de Acerte a Toupeira, enquanto nossa atenção pula de uma tarefa para a próxima. Nadando nesse fluxo constante de informações, podemos rapidamente nos sentir exaustos e improdutivos, mesmo que tenhamos realizado muito. Sentir isso dia após dia é um atalho para o burnout. Esse é um problema sério: aproximadamente metade de todos os empregados dizem que estão enfrentando o burnout.[22] Aqueles com níveis mais altos de burnout têm um risco 79% maior de doença cardíaca.[23] Já discutimos em profundidade a ligação entre a doença cardíaca e a saúde cerebral.

Nosso cérebro faz um bom trabalho em nos convencer de que estamos indo bem, mesmo quando estão lutando para dar sentido a um excesso de informações. Houve um experimento em que os participantes se sentaram em um simulador de carro e "dirigiram" enquanto lidavam com distrações, como mensagens de texto.[24] A maioria deles relatou que tinha ido muito bem na direção. Estavam errados. A maioria das pessoas ignorou placas de pare e saiu da faixa; na vida real, teriam arriscado uma prisão ou causado um acidente grave.

Quando se trata de aprender coisas novas, ser produtivo e melhorar o pensamento inovador, podemos dividir a maximização do nosso cérebro em duas etapas cruciais:

1. Otimize a capacidade do seu cérebro de absorver a maior quantidade de informações no menor tempo possível.
2. Pegue informações novas e previamente armazenadas e use-as para criar e inovar.

Obviamente, uma parte crucial do processo para maximizar o cérebro é ter um cérebro saudável, mas apenas isso não é suficiente para que ele atinja todo o seu potencial. Voltemos ao estudo de Andreasen. Ela descobriu que cada um dos sujeitos passava algum tempo a cada dia em estados profundos de foco, *concentrando-se em apenas uma tarefa que queriam realizar em sua respectiva área*. Sem multitarefas.[25] Distrações simplesmente não nos dão o espaço mental para um pensamento profundo ou criativo. Precisamos focar uma coisa de cada vez.

A inspiração não surge do nada, ela tem raízes em anos de foco, o que o autor Cal Newport chama de "trabalho profundo". Sir Isaac Newton não foi a primeira pessoa a ser atingida na cabeça por uma maçã: foi o trabalho profundo que ele havia feito nas décadas que antecederam aquele momento que o deixou com algo mais do que apenas um hematoma. Billy Joel e Don Henley passam horas se dedicando ao piano e à guitarra, tocando e escrevendo, em foco profundo e ininterrupto. E então, quando menos esperam — lavando a louça, no chuveiro, dirigindo até a loja —, a inspiração os atinge, e criam as músicas icônicas que passamos a amar.

A fórmula que Andreasen e outros desvendaram é que, para maximizar a produtividade, o cérebro precisa equilibrar o tempo gasto focando uma única tarefa *com momentos de relaxamento*.[26] É o trabalho árduo *somado* a uma pausa que permite que nosso cérebro processe e brinque com as informações, otimizando nossa mente.

De certa forma, seu cérebro é como um computador. Assim como um laptop pode atualizar um aplicativo ou fazer uma varredura em busca de malware enquanto você está trabalhando, seu cérebro pode resolver problemas enquanto não está pensando neles. Já lutou para lembrar o autor daquele livro ótimo que acabou de ler ou o ator do filme que acabou de assistir? O nome parece estar na ponta da língua ou flutuando logo além do seu alcance, mas escapa. Horas depois, talvez quando você está caminhando pela rua e não está mais pensando naquele livro ou filme, o nome vem à mente de repente. Esse é um exemplo de como seu cérebro resolve problemas para você em segundo plano.

O poder do seu cérebro vai além da sua consciência. Você sabe coisas, e nem mesmo sabe como sabe. Mas para acessar esse poder, precisa ser capaz de relaxar. Isso não é tão simples em uma sociedade em que somos recompensados por parecer ocupados — por correr em uma roda de hamster em vez de aproveitar ao máximo nosso cérebro. Você não pode apenas trabalhar duro. *Deve* também relaxar por completo. Essa fórmula não só o ajuda a aprender e criar melhor, mas ainda o ajuda a manter seu cérebro saudável.

Então, como damos ao nosso cérebro um descanso de verdade? Após uma sessão de foco total e singular, faça algo que goste e *apenas* isso. Além disso, desligue o celular. Melhor ainda, desligue-o e guarde-o em uma gaveta. Agora que você se livrou do celular, faça algo completamente diferente:

- Dê uma caminhada de 10 minutos.
- Faça um treino rápido.

- Jogue uma partida de algum esporte (se for um atleta profissional ou competitivo, escolha um esporte que não costuma jogar).
- Receba uma massagem.
- Passe o aspirador ou lave os pratos (de preferência na minha casa).
- Nade.
- Ouça música.
- Toque um instrumento musical.
- Faça um exercício de respiração.
- Ou simplesmente feche os olhos por alguns minutos e não faça absolutamente nada.

Se você for como eu, talvez tenha percebido muitas janelas abertas no seu computador ou celular. E se ele não estava funcionando direito, talvez tenha chamado o suporte técnico. Notou que eles têm basicamente apenas um conselho? Desligue o aparelho. Espere alguns minutos e ligue-o novamente. Esse também é um ótimo conselho para o cérebro. Chega um ponto no dia em que só precisamos desligar e fazer uma pausa para atingir o potencial total do cérebro.

O Seu Verdadeiro Potencial

Dominar os passos para otimizar o cérebro e a criatividade leva tempo. As etapas podem parecer simples, mas implementá-las nem sempre é um processo intuitivo. Reserve um pouco de tempo todos os dias para:

1. Decidir quais informações são valiosas para você. Todo o resto é uma distração; portanto, elimine conscientemente o máximo possível delas.
2. Marque no cronômetro e comprometa-se com pelo menos 10 minutos de foco profundo em uma tarefa importante por dia. Depois de dominar 10 minutos, tente aumentar para 15 e, depois, para 20 ou 25 minutos. (Se puder ir direto para o método Pomodoro, vá em frente!)
3. Dê ao seu cérebro o presente de alguns minutos de relaxamento total após concluir sua tarefa.
4. Repita.

Tenha em mente que a etapa 3 provavelmente não fornecerá uma solução completa e detalhada para o que quer que você esteja tentando descobrir. Esse é o momento em que o cérebro entrega parte de uma ideia ou inovação em um estalo; você pode levar essa ideia de volta ao foco profundo e ininterrupto e ajustá-la. A maioria das ideias revolucionárias requer muitas, muitas rodadas desse ciclo para ser totalmente realizada.

Há mais uma peça neste quebra-cabeça. Nancy Andreasen descobriu em seu estudo com pessoas altamente bem-sucedidas e criativas que, além da fórmula que acabei de descrever, havia outra semelhança: a perseverança. Seus participantes não desistiam.[27] E isso também se aplica no objetivo de manter o cérebro jovem. Tudo se resume a pequenos passos todos os dias e a não desistir.

Com essa prática simples, você provavelmente ficará surpreso com as ideias inovadoras que seu cérebro em breve lhe entregará, ideias que vão além de qualquer coisa que já experimentou. Esses "momentos eureca" são a sua recompensa por tratar o seu cérebro como ele merece ser tratado. Estou animado em pensar em todas as ideias maravilhosas que ele tem reservadas para você. E com as estratégias que aprendeu neste livro, elas continuarão surgindo por muitos anos no futuro, tudo graças ao seu cérebro equilibrado, saudável e à prova do tempo.

CONCLUSÃO
Uma Mensagem de Esperança

LUTAMOS POR TANTAS COISAS NA VIDA, COMO RELACIONAMENTOS saudáveis, felicidade, um corpo forte, uma carreira de sucesso, um bom bufê e uma série empolgante para maratonar. No entanto, se não tivermos um cérebro saudável, não teremos muita coisa. Felizmente, como cada vez mais estudos ao redor do mundo confirmam, não somos reféns da nossa genética e temos poder sobre nosso cérebro e sistema imunológico.[1]

Não temos — ainda — uma cura para demência, Alzheimer, depressão ou ansiedade. No entanto, há fortes evidências de que intervenções simples no estilo de vida podem melhorar dramaticamente a saúde do cérebro e reduzir o risco de doenças hoje, amanhã e nos anos que virão. Na Finlândia, mil pessoas com idades entre 60 e 77 anos e alto risco para Alzheimer foram submetidas a um programa que incluía os elementos de saúde cerebral abordados neste livro — mudanças na dieta, no sono e exercícios, bem como o controle de condições subjacentes. O resultado foi um aumento de 25% em testes cognitivos, uma melhoria de 83% na capacidade de gerenciar a vida e mais do que o dobro da velocidade de processamento cerebral.[2] Estudos na Weill Cornell Medicine relataram que quando os indivíduos seguiram os protocolos abordados neste livro, eles apresentaram sinais de reversão dos estágios iniciais de perda de memória.[3]

O mundo do bem-estar está cheio de soluções falsas e promessas vazias. Vivemos em uma época com uma infinidade de informações — ou desinformações. Entre o ruído e a confusão, este livro ofereceu passos simples, cientificamente válidos, concretos e práticos que podem proteger o seu cérebro de forma significativa:

1. Priorize o sono para limpar o seu cérebro.
2. Aprenda coisas novas para quebrar o lixo cerebral e criar conexões entre as células cerebrais.
3. Mantenha-se socialmente engajado e trate problemas de audição.
4. Enfrente o estresse agudo e use a atenção plena para gerenciar o estresse crônico.
5. Combata a inflamação controlando a dieta e o estresse.
6. Coma alimentos que estragam (só não coma quando já estiverem estragados). Minimize alimentos industrializados com ingredientes que parecem mais apropriados para um experimento químico.
7. Torne o exercício moderado, como 30 minutos de caminhada, um hábito diário.
8. Trate o diabetes consultando um médico.
9. Minimize o contato com toxinas usando produtos de limpeza ecológicos e passando tempo na natureza.
10. Cuide do seu coração mantendo a pressão arterial e o colesterol sob controle.
11. Priorize e trate quaisquer problemas de saúde mental.
12. Utilize "Seu Documento Mais Importante". Passe parte dessa responsabilidade ao seu médico. Diga-lhe que você quer cuidar da saúde do seu cérebro, agora e no futuro.

Ao ler este livro, você fez pelo menos uma de duas coisas nesta lista: ou aprendeu algo novo, ou o livro te fez dormir. De qualquer forma, isso foi bom para o seu cérebro!

Brincadeiras à parte, espero que você termine este livro se sentindo empoderado. Uma das minhas principais mensagens é que hábitos saudáveis para o cérebro, que impactam tanto a saúde cerebral de curto quanto de longo prazo, são construídos por meio de pequenos passos diários.

Tentar se comprometer de cara com doze hábitos saudáveis por semanas e meses pode ser uma receita para desistir. Algumas pessoas olham para essa lista e dizem: "Sim, eu tenho doze tarefas! Vou fazer isso!" Outros dizem: "Parece coisa demais. Por onde eu começo? Talvez eu só tire um cochilo primeiro." (Se fizer isso, lembre-se de dormir por 30 minutos ou menos!) Em vez disso, tenha o objetivo de se comprometer com três desses hábitos saudáveis a cada dia (o Apêndice fornece mais detalhes e sugestões). Acorde e foque o que puder fazer naquele dia. Por exemplo, faça aquela caminhada matinal, adicione alguns legumes ao seu prato e use o fio dental. Se isso for demais, comece com uma dessas mudanças que aumentam a capacidade cerebral. Quando essa mudança se tornar um hábito, inclua outra e depois outra.

Já discutimos muitos estudos, mas eu gostaria de falar de mais um; é um dos meus favoritos. Os cientistas se perguntaram se havia algo melhor do que caminhar para fazer o cérebro parecer mais jovem. Os pesquisadores pegaram um grupo de participantes em seus 80 anos e encontraram uma atividade que superou: dançar.[4] Seja balé, dança de salão ou hip-hop, e independentemente de você ser "bom" ou não, aprender a dançar envolve aprendizado em vários níveis. É exercício físico. É coordenação. Engaja seus recursos mentais e sua memória. Pode ser social. Envolve a audição. Alivia o estresse (a menos, talvez, que você dance comigo). Se estiver pensando: "Não! Nada de dançar. Qualquer coisa, *menos* dançar", não tenha medo — não importa se você é um dançarino ruim. Mas se realmente não quer dançar, ioga ou tai chi chuan, que também incorporam múltiplos níveis de atividade protetora do cérebro, também funcionam.[5] E estudos descobriram que praticar esportes e cantar também satisfazem muitos fatores que aumentam a capacidade cerebral em nossa lista. (Mas, admita: secretamente, não quer fazer uma dancinha? Quando ninguém estiver olhando?)

Isso me leva à última mensagem importante. Os tópicos de saúde cerebral e demência são extremamente sérios e intensos e podem ser compreensivelmente estressantes e gerar ansiedade. Mas em toda a seriedade e complexidade da neurociência, há uma verdade simples: quanto mais entendemos o incrível cérebro, mais percebemos como é importante incluir e até mesmo programar diversão na vida diária. Cante, dance, aprenda coisas novas, socialize, pratique um esporte e abrace passatempos e entes queridos. Divirta-se todos os dias. Seu cérebro agradecerá.

APÊNDICE A

Desafio de Sete Dias do Cérebro à Prova do Tempo

SE VOCÊ QUISER ADOTAR OS HÁBITOS SAUDÁVEIS PARA O cérebro descritos na Parte Três e estiver preparado para uma semana de Acampamento Cerebral, esse desafio semanal é uma forma de experimentar e ver o que funciona melhor para você. Não se preocupe; esse acampamento não envolverá nenhum megafone, circuitos de obstáculos ou natação com jeans. Não foi projetado para ser uma semana infernal, mas sim uma semana divertida para explorar novas opções e mudanças pequenas, simples e práticas.

Descreverei uma programação completa de uma semana com atividades, ideias de refeições e sugestões para você começar a viver a vida com um cérebro à prova do tempo! O objetivo desse desafio não é fazê-lo seguir esses mesmos passos para sempre; em vez disso, quero que o encare como uma forma divertida de experimentar coisas novas, avaliar como se sente e decidir quais práticas deseja incorporar em sua vida daqui para frente depois dos sete dias. Isso significa que, esta semana, você manterá a rotina de horários para acordar e dormir, mesmo nos dias de folga ou quando não *tiver* que ir a lugar nenhum de manhã. (Eu sei, eu sei — dormir até mais tarde no sábado é um dos simples prazeres da vida. Mas talvez você descubra que também gosta dessas horas calmas pela manhã.) Se você vir o horário para acordar e entrar em pânico, ajuste o cronograma para se adequar ao seu estilo de vida.

Antes de começarmos, algumas ressalvas: esse desafio se adequa a uma agenda de trabalho de segunda a sexta, das 9h às 17h. Ele presume também que você se desloca para o trabalho e que sua dieta inclui carne e laticínios. (Sei que isso não se aplica a todos!) Se você estiver aposentado ou semiaposentado, tiver um horário flexível, trabalhar em casa ou em horários diferentes ou for vegetariano (ou um vampiro), veja minhas sugestões mais adiante para personalizar o desafio.

Eu incluí diferentes horários para o exercício físico. A hora do exercício é muito pessoal. Algumas pessoas se saem melhor com um treino pela manhã, outras preferem esse estímulo à tarde e algumas preferem à noite. Esse desafio lhe permite experimentar e ver o que funciona melhor para você. Claro, se já sabe que simplesmente não tem energia para se exercitar de forma eficaz depois das 17h, encaixe-o como normalmente faria. Além disso, um rápido aviso sobre os lanches. Eu incluo um lanche sugerido para cada tarde. Se você sentir que precisa de outro, opte por algo minimamente processado, como nozes, frutas, homus, legumes ou um carboidrato saudável. Veja minhas dicas no final do desafio para usar o seguinte como um modelo e ajustá-lo às suas necessidades.

Pronto para esse acampamento cerebral? Agora, deite-se e faça 20 flexões. Brincadeirinha, não precisa disso agora. Vamos lá!

Segunda-feira

7h00	Acordar!
7h15	Sair para uma caminhada de 10 minutos.
7h30	**Café da manhã:** *Bananas com pasta de amêndoas, pura ou sobre uma fatia de pão integral para um superimpulso para o cérebro. Se precisar de mais calorias, experimente um ovo cozido e iogurte grego com frutas vermelhas.*
8h00	Hora de ir para o trabalho. Aproveite o trajeto para aprender; ouça um podcast informativo ou um audiolivro.
9h00	Início do dia de trabalho
12h00	**Almoço:** *Wraps — pegue uma tortilha de grãos integrais e recheie com folhas verdes, vegetais cozidos no vapor, feijão e/ou proteínas magras como atum, salmão, tofu ou frango.*
12h45	Caminhada de 10 minutos após o almoço
15h30	**Lanche saudável para o cérebro:** *Homus e vegetais*
17h00	Trajeto. Ligue para um amigo ou parente com quem você gosta de conversar.
18h00	Treino de 30 minutos à noite
18h45	**Jantar:** *Fritada recheada com uma combinação de brócolis, aspargos, cogumelos, espinafre, pimentão vermelho assado e tomates-cereja. Experimente misturar feta ou muçarela também. Como acompanhamento, uma salada simples ou um pãozinho integral.*
19h45	Caminhada de 10 minutos após o jantar
21h30	Hora de desligar os dispositivos. Experimente um pouco de atenção plena antes de dormir.
22h30	Hora de ir para a cama

Dica do Dia: Para criar o hábito da caminhada matinal, como um lembrete, coloque seus tênis de caminhada em um lugar onde possa vê-los. Se esse será um momento privado ou social, fica a seu critério; ambos exercem benefícios sobre a saúde do cérebro. Pergunte-se do que você precisa naquele dia e reserve esse tempo para obtê-lo.

Terça-feira

7h00	Acordar!
7h15	Sair para uma caminhada de 10 minutos.
7h30	**Café da manhã:** *Mingau de aveia. O instantâneo serve; só evite os que têm açúcar adicionado. Acrescente frutas vermelhas (congeladas ou frescas) e, para um aumento de proteína, misture pasta de amêndoas. Esse é um dos meus preferidos!*
8h00	Hora de ir para o trabalho. Aproveite o trajeto para aprender; ouça um podcast informativo ou um audiolivro.
9h00	Início do dia de trabalho
11h30	Treino de 30 minutos antes do almoço
12h00	**Almoço:** *Incremente o seu sanduíche reforçado favorito. Opte por pão integral e evite frios processados com nitratos. Acrescente espinafre, tomates e/ou abacate.*
12h45	Caminhada de 10 minutos após o almoço
15h30	**Lanche saudável para o cérebro:** *Chips de beterraba*
17h00	Trajeto com comédia. Ouça um stand-up, um audiolivro ou um podcast engraçado.
18h00	Treino de 30 minutos à noite
18h45	**Jantar:** *Salmão com legumes assados e um pouco de azeite, acompanhado de arroz integral ou quinoa. Prepare salmão o suficiente, e talvez um pouco mais de arroz, para que sobre para você desfrutar no dia seguinte.*
19h45	Caminhada de 10 minutos após o jantar
21h30	Hora de desligar os dispositivos.
22h30	Hora de ir para a cama

Dica do Dia: Se você tiver dificuldade de se concentrar no trabalho, experimente o método Pomodoro (descrito no Capítulo 16).

Quarta-feira

7h00	Acordar!
7h15	Sair para uma caminhada de 10 minutos.
7h30	**Café da manhã:** *Vitamina verde. Bata no liquidificador uma combinação que lhe agrade de folhas verdes, frutas vermelhas, banana, beterraba cozida, iogurte grego, pasta de nozes e/ou sementes de chia, todas opções benéficas para o cérebro. Ou, se precisar de algo mais substancial, acrescente um ovo às sobras de quinoa ou arroz integral da noite passada.*
8h00	Hora de ir para o trabalho. Aproveite o trajeto para aprender; ouça um podcast informativo ou um audiolivro.
9h00	Início do dia de trabalho
11h30	Treino de 30 minutos antes do almoço
12h00	**Almoço:** *Salada de salmão com as sobras da noite anterior com verduras e legumes de sua escolha e vinagrete. Se necessário, acrescente pão integral.*
12h45	Caminhada de 10 minutos após o almoço
15h30	**Lanche saudável para o cérebro:** *Nozes e amêndoas*
17h00	Trajeto com arte e arquitetura. Ou trajeto com ciência e história. Encontre um podcast informativo sobre um assunto do seu interesse fora de seu campo de atuação para ouvir no caminho de casa.
18h45	**Jantar:** *Fajitas. Frango ou tofu refogados e temperados, feijão preto, tiras de pimentão e cebola com tortilhas integrais. Reserve um pouco da proteína e dos legumes para o café da manhã do dia seguinte.*
19h45	Caminhada de 10 minutos após o jantar
21h30	Hora de desligar os dispositivos.
22h30	Hora de ir para a cama

Dica do Dia: Facilite a escolha por uma alimentação saudável fazendo com que as guloseimas sejam algo que o obrigue a sair de casa para obter. Mantenha as frutas e os legumes frescos em destaque na sua geladeira e na sua cozinha para lanches fáceis.

Quinta-feira

6h30	Acordar! (Um pouco mais cedo hoje se estiver disposto a fazer um treino matinal!)
6h45	Sair para uma caminhada de 10 minutos. Use isso como aquecimento e, em seguida, faça um treino de 30 minutos.
7h30	**Café da manhã:** *Ovos mexidos com as sobras. Use os ingredientes saudáveis do jantar da noite anterior para adicionar sabor e textura aos ovos mexidos. Experimente acrescentar molho para um toque extra. Se necessário, acrescente um carboidrato saudável, como aveia ou torrada integral.*
8h00	Hora de ir para o trabalho. Aproveite o trajeto para aprender; ouça um podcast informativo ou um audiolivro.
9h00	Início do dia de trabalho
12h00	**Almoço:** *Salada de frango e abacate com molho balsâmico de mirtilo. Se necessário, acrescente um carboidrato saudável para o cérebro, como arroz integral ou macarrão integral.*
12h45	Caminhada de 10 minutos após o almoço
15h30	**Lanche saudável para o cérebro:** *Queijo cottage com frutas ou legumes*
17h00	Trajeto com língua estrangeira. Se você fala ou está aprendendo um segundo idioma, tente ouvir notícias ou um podcast nesse idioma. Ou experimente um curso básico em um novo idioma que o interesse. Se as notícias ou o podcast forem muito difíceis, um ótimo truque é ouvir desenhos animados para crianças nessa língua estrangeira.
18h45	**Jantar:** *Peixe (como pargo) com missô e um acompanhamento de brócolis japonês no vapor. Se necessário, acrescente um carboidrato saudável como arroz integral, um pãozinho integral ou quinoa.*
19h45	Caminhada de 10 minutos após o jantar
21h30	Hora de desligar os dispositivos.
22h30	Hora de ir para a cama

Dica do Dia: Lembre-se de que, em geral, é mais fácil pegar no sono em um ambiente fresco. Se você tem passado as noites se revirando na cama, volte ao Capítulo 10 e verifique o termostato.

Sexta-feira

7h00	Acordar!
7h15	Sair para uma caminhada de 10 minutos.
7h30	**Café da manhã:** *Parfait de café da manhã. Faça camadas de iogurte grego zero açúcar com frutas vermelhas e nozes. Se precisar de mais energia, acrescente ovos poché em torrada integral com abacate.*
8h00	Hora de ir para o trabalho. Aproveite o trajeto para aprender; ouça um podcast informativo ou um audiolivro.
9h00	Início do dia de trabalho
11h30	Treino de 30 minutos
12h00	**Almoço:** *Sushi (rolinhos de salmão com abacate ou pepino, feitos com arroz integral), edamame e sopa de missô.*
12h45	Caminhada de 10 minutos após o almoço
15h30	**Lanche saudável para o cérebro:** *Pipoca*
17h00	Trajeto com TedTalk — ouça uma palestra do TedTalk sobre o tema da felicidade.
18h45	**Jantar:** *Frango grelhado com batatas-doces e vagens cozidas no vapor. Acrescente frutas para a sobremesa.*
19h45	Caminhada de 10 minutos após o jantar
21h30	Hora de desligar os dispositivos.
22h30	Hora de ir para a cama

Dica do Dia: Embora seja o começo do fim de semana, resista à tentação de ficar acordado até mais tarde hoje. Se você estiver absolutamente exausto da semana, programe o alarme para tocar em um horário um pouco mais tarde no dia seguinte. Mas o ideal é manter a rotina de horários de dormir e acordar da sua semana de trabalho durante o fim de semana; caso contrário, isso vai acabar desregulando seu relógio biológico para os horários de acordar e dormir da próxima segunda-feira.

Sábado

7h00	Acordar!
7h15	Sair para uma caminhada de 10 minutos.
7h30	**Café da manhã:** *Tacos de ovos mexidos. Recheie-os com espinafre cozido ou cru, feijão preto, tomates picados e guacamole.*
12h00	**Almoço:** *Salmão com legumes assados. Se necessário, inclua um carboidrato saudável como arroz integral, quinoa ou um pão integral.*
12h45	Caminhada de 10 minutos após o almoço
13h00 às 15h00	Experimente fazer o treino de 30 minutos. Ou, já que é sábado, faça um mais longo: jogue algumas partidas de algum esporte com os amigos, experimente um novo tipo de ioga ou de aula em grupo, faça uma trilha desafiadora, ande de bicicleta ou faça um passeio de canoa.
15h30	**Lanche saudável para o cérebro:** *Pudim de chia.*
16h00	Tente aprender uma nova habilidade. Pode incluir fazer um tutorial online de algum tipo de arte/artesanato, aprender uma música nova no seu instrumento ou até mesmo aprender a dança mais recente do TikTok. Aproveite o momento; afinal, é sábado!
18h45	**Jantar:** *Costeletas de porco magras com brócolis e macarrão de abobrinha ou massa integral.*
19h45	Caminhada de 10 minutos após o jantar
21h30	Hora de desligar os dispositivos.
22h30	Hora de ir para a cama

Dica do Dia: Faça um sabático das redes sociais. Reserve pelo menos algumas horas no fim de semana para guardar o celular; fique longe das telas.

Domingo

7h00	Acordar!
7h15	Sair para uma caminhada de 10 minutos.
7h30	**Café da manhã:** *Omelete de vegetais. Essa é uma ótima forma de aproveitar as sobras do jantar da noite anterior. Você também pode experimentar acrescentar um pouco de salmão (fresco, enlatado ou a sobra do almoço do dia anterior) para o benefício extra do cérebro.*
9h30 às 11h30	Use esse período para o seu treino de 30 minutos do dia.
11h30	Prepare o jantar do dia em fogo lento.
12h00	**Almoço:** *Refogado com carnes magras e vegetais, como pimentões, cenouras, couve-flor, cogumelos e/ou brócolis.*
12h45	Caminhada de 10 minutos após o almoço
15h30	**Lanche saudável para o cérebro:** *Iogurte grego zero açúcar.*
18h45	**Jantar:** *Ensopado ou assado cozinhado em fogo lento. Siga uma receita com carnes magras e muitos vegetais e evite coisas que exijam muito sal, creme de leite ou aditivos. Se necessário, acrescente um carboidrato saudável, como batata-doce.*
19h45	Caminhada de 10 minutos após o jantar
21h30	Hora de desligar os dispositivos.
22h30	Hora de ir para a cama

Dica do Dia: O desafio de hoje tem bastante tempo livre. Se puder, resista à tentação de preencher todo esse tempo com muitos afazeres, tarefas domésticas e trabalho. Vivemos em um mundo onde sentimos que precisamos estar sempre fazendo algo. Desafie-se a não fazer nada — isso é bom para o cérebro. Feche os olhos. Tire um cochilo. Coloque os pés para cima. Vá a um jardim e observe as flores. Assista ao pôr do sol. (Eu sei que essas atividades não são realmente "nada", mas são coisas para as quais muitas vezes não nos damos tempo para fazer.)

Personalizando o Desafio de Sete Dias do Cérebro à Prova do Tempo

Horários de acordar e dormir: Sinta-se à vontade para ajustar os horários de acordar e dormir se você precisar sair para trabalhar mais cedo/tarde ou se souber que não precisa de 8 horas de sono por noite. Se não tiver certeza de quantas horas de sono precisa, use o guia descrito no Capítulo 10 para avaliar. Note que esse é um teste separado, de três a quatro dias, com um período de 2 horas "sem dispositivos" antes de dormir e sem despertadores — então não recomendo fazê-lo quando não puder se atrasar para o trabalho.

Agenda de trabalho: Se você não trabalha de segunda a sexta, das 9h às 17h, ajuste os dias de trabalho para se adequar à sua agenda. (Espero que tenha pelo menos um dia de folga para dar um descanso ao cérebro!) Se for aposentado, escolha horários que funcionem para você.

Criando um trajeto: Se você trabalha em casa ou tem a sorte de morar bem perto do local de trabalho, use esse mesmo tempo voltado para o cérebro. Reserve de 20 a 30 minutos pela manhã e à noite para fazer um "trajeto mental para a casa" que o ajude a sair do modo de trabalho para o relaxamento. Ou faça outra caminhada, sozinho ou com um amigo.

Ajustes para dietas especiais: Se você for vegano ou vegetariano, substitua as sugestões por refeições à base de plantas que sejam saudáveis para o cérebro, conforme as orientações do Capítulo 14. Siga os mesmos princípios básicos: minimize aditivos, priorize gorduras e proteínas saudáveis e certifique-se de que esteja comendo um arco-íris de frutas e vegetais. Obviamente, evite alimentos que desencadeiam sensibilidades ou alergias alimentares e siga o que funciona para você.

Encaixando treinos mais curtos: Sei o quão desafiador pode ser encaixar 120 minutos de exercício em nossa vida agitada. É ótimo ir à academia, fazer uma aula de exercícios ou praticar um esporte algumas vezes por semana, mas se isso não se encaixar no seu dia, seguem algumas soluções simples que não exigem um período de 30 minutos:

- Alongue um pouco uma de suas caminhadas pós-refeição.
- Reserve três períodos durante o seu dia de trabalho para alguns exercícios rápidos.
- Tente fazer pelo menos 5 minutos de exercício a cada hora. Em 6 ou 7 horas sentado, você acabará incorporando 30 minutos de exercício. Programe um alarme para disparar a cada 55 minutos e faça:
    - — 1 minuto de polichinelos
    - — 1 minuto de afundos
    - — 1 minuto de agachamentos
    - — 1 minuto de prancha (sim, é difícil de manter esse tempo no início, mas tente ir aumentando!)
    - — 1 minuto de flexões no chão ou contra uma parede

Espero que aproveite o desafio e encontre etapas de ação simples para incluir no seu dia para transformar seu cérebro em algo à prova do tempo.

APÊNDICE B

Seu Documento Mais Importante

AO LONGO DESTE LIVRO, DESTAQUEI ALGUNS TESTES SOBRE OS quais deveria se informar na próxima consulta médica de rotina. Talvez você tenha anotado esses testes em uma folha de papel para levar consigo. Se não fez isso, não se preocupe. Vou ajudá-lo. Pode fazer uma cópia desta página, tirar uma foto com o seu celular ou baixar um PDF da lista em inglês em www.drmarcmilstein.com/ageproofbrain.

- **Perfil lipídico ou painel de lipídios:** Esse exame de sangue medirá seus níveis de HDL, LDL e colesterol total. Conforme discutido no Capítulo 3, é importante manter o colesterol dentro de níveis saudáveis (que variam dependendo da sua idade, sexo e histórico médico).

- **Exame de homocisteína:** Esse exame de sangue determinará os níveis de homocisteína, outro fator importante para proteger seu sistema cardiovascular, conforme abordado no Capítulo 3. Níveis saudáveis costumam ficar entre 5 e 15 micromoles por litro.

- **Exame de sangue de hemoglobina A1C (ou teste de tolerância à glicose ou teste de glicemia em jejum):** Esse teste determinará se você tem pré-diabetes ou diabetes tipo 2, conforme discutimos no Capítulo 7.

- **Teste de proteína C-reativa (PCR):** Esse exame de sangue mede os níveis de inflamação. Um nível elevado de PCR tem sido associado a um risco aumentado de demência, conforme abordado no Capítulo 8.
- **Vitaminas e nutrientes:** Vitamina D, Vitamina B-12 e folato, conforme abordado no Capítulo 14.

AGRADECIMENTOS

ESTOU AGRADECIDO POR TER ESTA OPORTUNIDADE DE EXPRESSAR minha gratidão e apreço a tantas pessoas que me ajudaram e apoiaram ao longo do caminho.

Agradeço à minha esposa, Lauren, por permanecer ao meu lado a cada etapa da jornada. Sou incrivelmente sortudo por tê-la como minha parceira e companheira de equipe. Valorizo muito o seu apoio constante, as conversas e as orientações em todos os aspectos da vida. Obrigado por tornar cada dia melhor. Agradeço às minhas filhas, Ella e Charlotte, por serem uma fonte constante de alegria. Tenho tanto orgulho de vocês pelo que são e estão se tornando. Não sei como tive tanta sorte de tê-las como minhas filhas. Sou grato todos os dias.

Agradeço a Howard e Barbara Milstein por serem pais extraordinários. Um milhão de agradecimentos. Admiro-os e sou muito grato por ser seu filho. Obrigado pelas milhares de conversas e lições. Agradeço à minha irmã, Rachel, pelo seu apoio constante e por ser não apenas uma irmã, mas uma melhor amiga. Sinto muita gratidão e orgulho por tê-la como minha irmã.

Sou muito grato à minha amorosa família: Ryan, Noah e Lily Goldenhar. Meus agradecimentos e admiração ao tio Gabriel Wisdom pela sua influência positiva e inspiradora em toda a minha vida. Obrigado, tia Diana Weiss-Wisdom, por estar sempre presente. Agradeço à minha amorosa família, Michael Alden, Alan e Vicki Schankman, Alison Schankman, Dana e Al Lincoln e família, Norman e Lorraine Milstein, Irv e Phyllis Wool e Gertrude Anker Wool.

Um agradecimento sincero às minhas agentes literárias, Margret McBride e Faye Atchison, da Margret McBride Agency, pela orientação e mentoria durante todo esse processo. Sou infinitamente grato e apreciativo. Obrigado por sempre irem além.

Sou grato aos meus editores da BenBella, Claire Schulz e Alyn Wallace. Não posso agradecer o suficiente por terem valorizado e preservado minhas ideias neste livro. Foi um prazer trabalhar com ambos. Sou grato pela criatividade, atenção aos detalhes, talento e ideias fantásticas de vocês. Tenho muita sorte de tê-los como meus editores.

Um enorme agradecimento a toda a equipe da BenBella, incluindo Glenn Yeffeth, Leah Wilson, Rachel Phares, Adrienne Lang, Jennifer Canzoneri, Sarah Avinger, Morgan Carr, Madeline Grigg, Alicia Kania e Monica Lowry, pelo trabalho árduo e pela dedicação incansável para fazer este livro se concretizar e por terem sido uma equipe maravilhosa e incrível durante todo o processo.

Agradeço a Sydny Miner pelas suas edições nos rascunhos da proposta e deste livro. Suas ideias, orientações e edições ajudaram imensamente. Agradeço a Neil Gordon e Ted Spiker por suas edições e percepções nos rascunhos iniciais da proposta. Agradeço a Judy Gelman Myers pela revisão minuciosa e detalhada. Agradeço a todos por serem excelentes de se trabalhar.

Sou extremamente grato e devedor ao Dr. Arash Horizon e ao Dr. Eric Vasiliauskas pelo cuidado que me proporcionaram. Agradeço à Dra. Jeanne Perry, Dayna Arnold e Denis Waitley pela inspiração.

Meus agradecimentos e minha profunda gratidão a Katie Hyde, Melissa Schroeder, Michaela Ciampi, Chris Marsh, Tammie Wallace, Esther Eagles, Jo Borello, Barbara Henricks, Alicia Underwood e Robert Cima por ajudarem a viabilizar um meio de transmitir as mensagens deste livro. Agradeço aos meus eternos amigos Michael de la Cruz, Sang Kim, Kal Penn, David Frank, Michael Frank e aos membros do Six South.

Por fim, um enorme e sincero agradecimento a todos aqueles que participaram da minha série de palestras em Los Angeles, em San Diego, ao redor do mundo e virtualmente. Foi muito importante para mim que vocês tenham dedicado tempo para assistir às apresentações. Este livro não existiria sem vocês.

ÍNDICE

A

B

C

D

E

F

T

V

W

X

Y

Z

SOBRE O AUTOR

Marc Milstein é um especialista em apresentar as principais pesquisas científicas sobre a saúde cerebral de uma forma que entretém, educa e empodera o público para viver melhor. Suas apresentações fornecem soluções embasadas na ciência para manter o cérebro saudável, aumentar a produtividade e maximizar a longevidade. Ele tem um doutorado em química biológica e um bacharelado em biologia molecular, celular e de desenvolvimento pela UCLA. Milstein realizou pesquisas de temas que incluem a genética, a biologia do câncer e neurociência, e seu trabalho vem sendo publicado em vários periódicos científicos. Ele é citado na imprensa popular, como no *USA Today*, no *HuffPost* e na revista *WeightWatchers*. Milstein aparece também na televisão, onde explica os últimos avanços científicos que melhoram a nossa vida.

Ele mora em San Diego, Califórnia, com sua esposa, Lauren, e suas duas filhas, Ella e Charlotte.

Este livro foi impresso nas oficinas gráficas da Editora Vozes Ltda.,
Rua Frei Luís, 100 – Petrópolis, RJ.